コンビニ飯で勝手にやせる7日間食べるだけダイエット

三浦卓也

自由国民社

「この通りに食べる」だけで……
7日後、体重が減ります！

3食モリモリ食べられて、
断食期間は一切ありません。
肉も魚も食べられて、
ダイエット中とは思えない満足感があります。
運動も、エクササイズも、必要ないのが
ミウラ式ケトジェニックダイエットです。

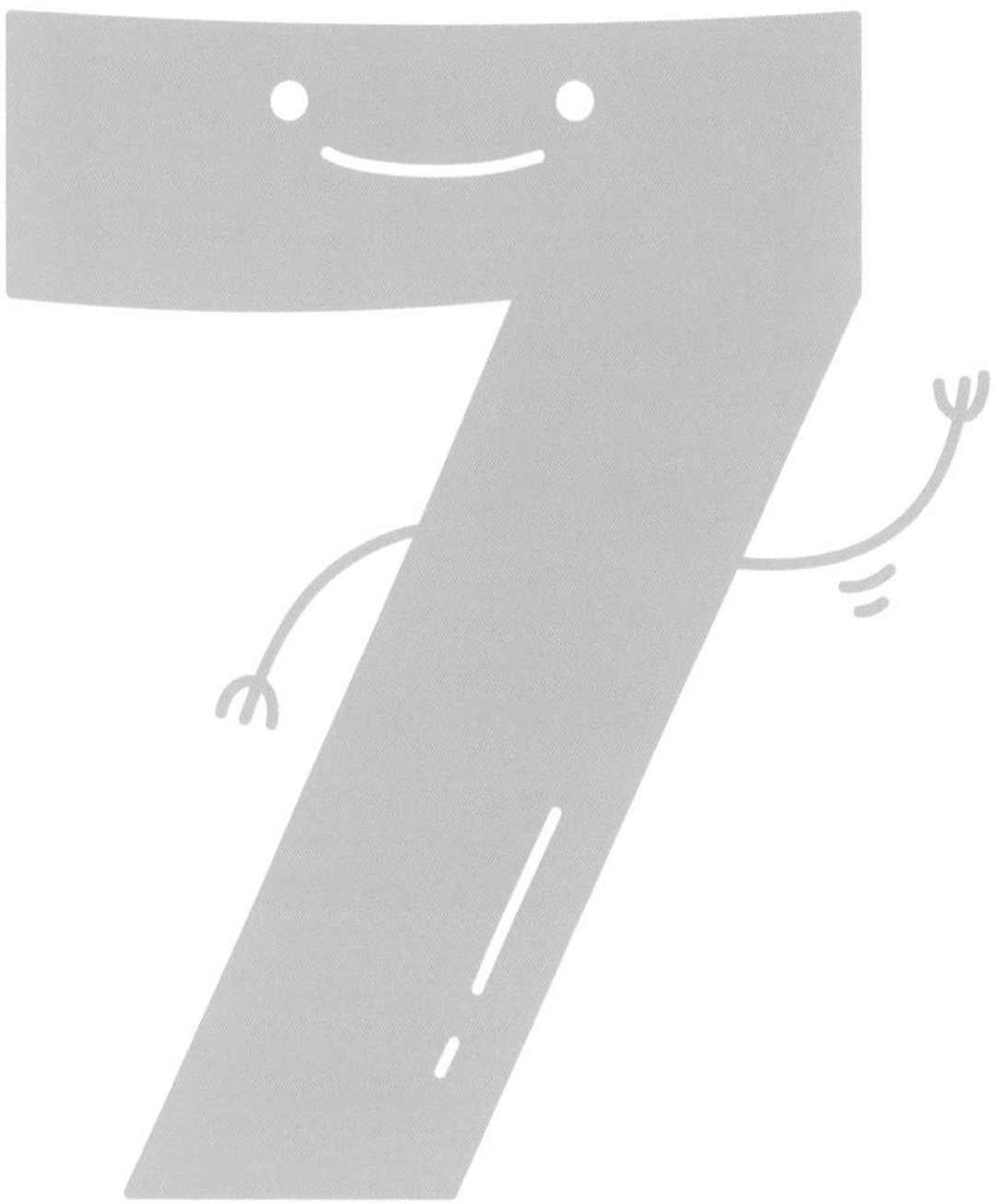

1日目

朝

ハムエッグ
千切りキャベツ
シーザードレッシング

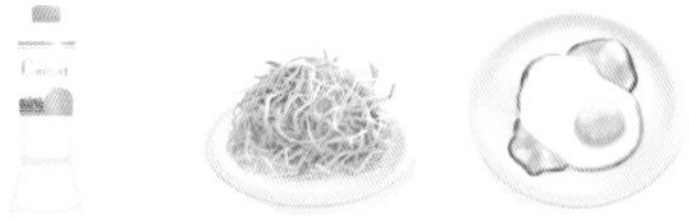

昼

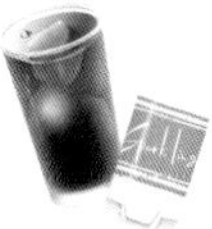

ゆで卵
フランクフルト
ツナサラダ
アイスコーヒーor炭酸水

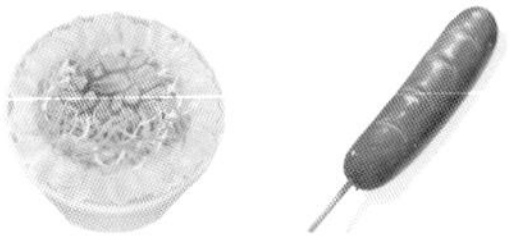

夜

肉の塩焼き
しめじとベーコンのバターソテー
わかめ入り卵スープ

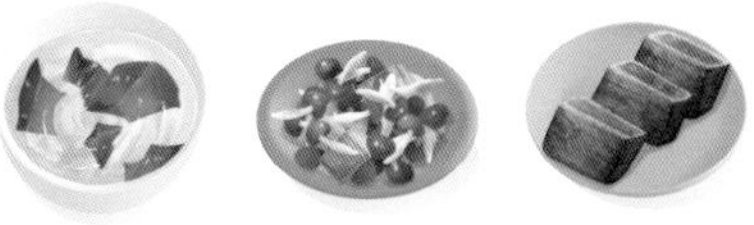

2日目

朝

MCTオイルコーヒー

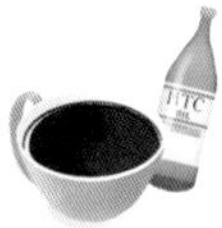

昼

野菜スティック
卵スープ
塩の焼き鳥

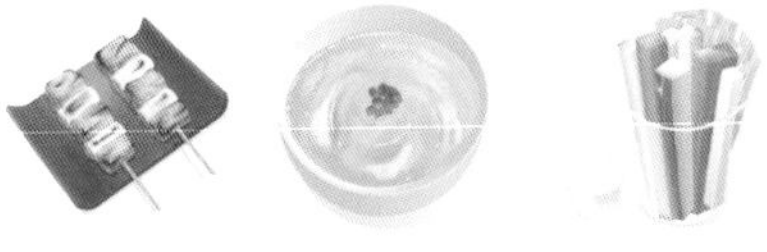

夜

鯖缶
マグロの刺身
海藻サラダ

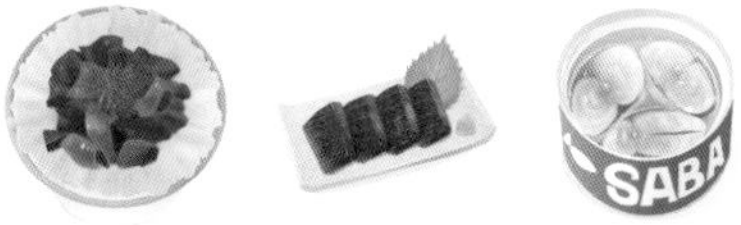

3日目

朝

MCTオイル入りプロテイン

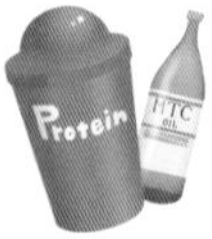

昼

鮭の塩焼き
ツナサラダ

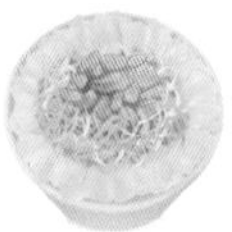
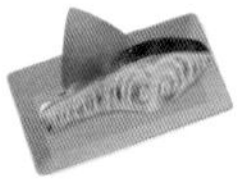

夜

ソーセージ
スクランブルエッグ
きのこのバターソテー

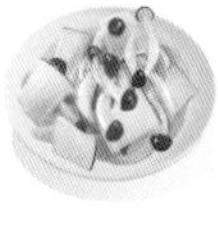
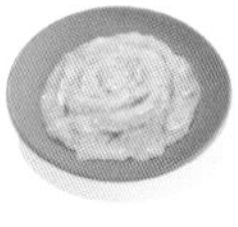
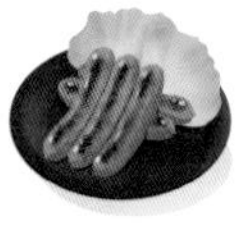

4日目

朝

MCTオイル入りプロテイン

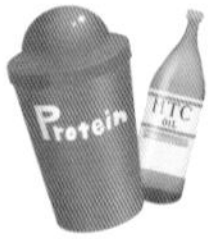

昼

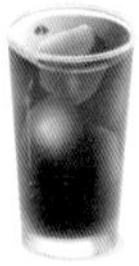

グリルチキン
葉野菜のサラダ
コンソメスープ
アイスコーヒー

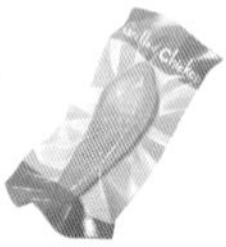
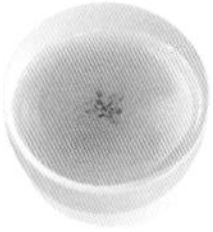
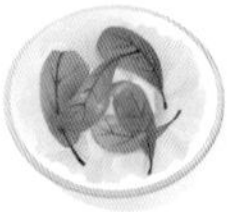

夜

豚肉ロースの塩焼き
水菜のサラダ
きくらげのスープ

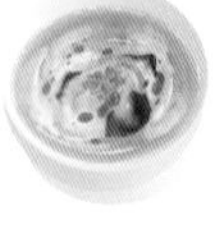
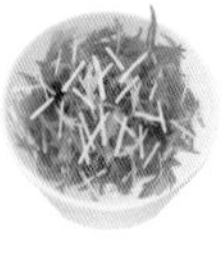
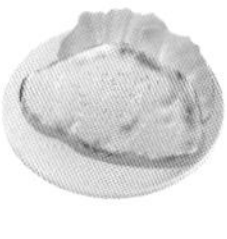

5日目

朝

MCTオイル入りプロテイン

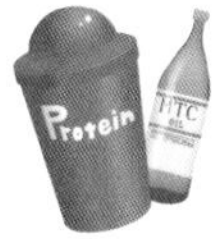

昼

衣が薄い唐揚げ
野菜スティック
わかめスープ

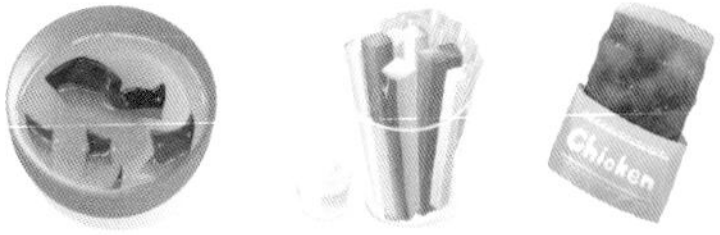

夜

豚肉のもやし炒め
卵スープ

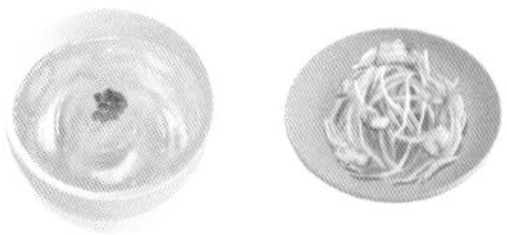

6日目

朝

MCTオイルコーヒー

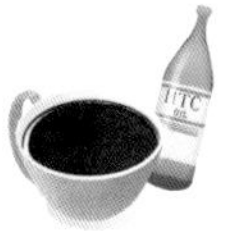

昼

ステーキ
葉野菜のサラダ

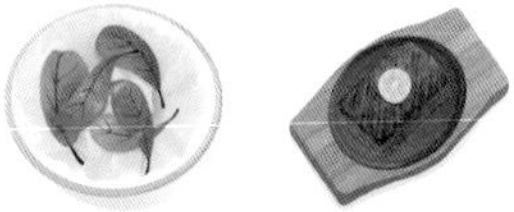

夜

焼き厚揚げ
ほうれん草のおひたし

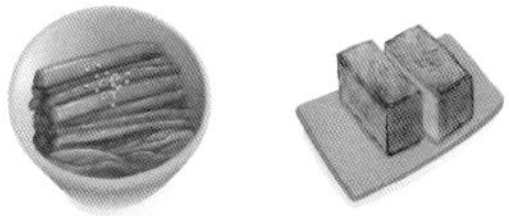

7日目

朝

MCTオイル入りプロテイン

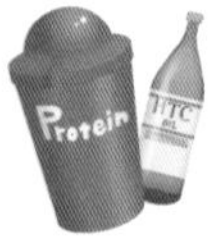

昼

鯖の塩焼き
卵スープ

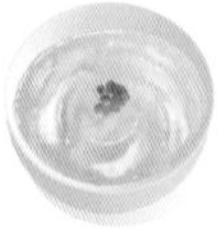

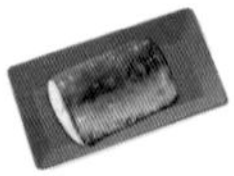

夜

白だしの鍋

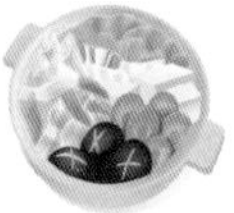

終了……でもちょっと待って！
急に元の食生活に戻すのはもったいない！

7日間のケトジェニックダイエットをがんばって終えたころには、体重がガクッと下がっているのと同時に、食欲にも変化が。炭水化物やスイーツといった糖質が、恋しくなくなっているはずです。

体がケトジェニックダイエットに慣れてきているいまこそ、この食生活を維持し、体型をキープするチャンスです。

ケトジェニック成功の声、続々！

一気に5kg減りました！

初めの2日くらいは頭が痛かったりしてツラかったですが、そこからは体の不調もなく「米を食べたい」という欲求もなかったです。

毎食食べていた白米を抜いただけですが、一気に5kgほど落ちました。2ヶ月後には合計9kg減っていました。

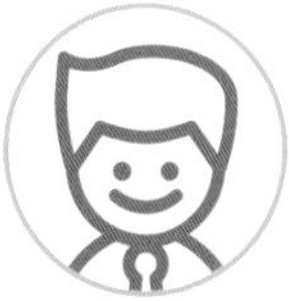

31歳・男性

リバウンドのループから抜け出せた！

がんばってやせて、リバウンドして、無理してやせて……。三浦さんからケトジェニックを教わってから、この負のループから抜け出せました！　さらに、三浦式ケトジェニックに出会ってからは食後の眠気から解放されたので、仕事の効率が上がりました！

36歳・女性

脱・自己流ダイエット！

産後になかなか体重が落ちず、自己流で糖質制限ダイエットを実施し、6kg スルッと落ちたものの、その後はなかなか落ちず悩んでいたところ三浦さんのインスタを発見。MCT オイルを野菜にかけたりコーヒーに入れたりしたところ、また体重が減り始め、13kg 減りました。

35歳・女性

〝NG食材〟をざっくり覚えておこう！

糖質を制限するケトジェニックダイエットは、食べてはいけない食材がちょっと多めです。中には、「これも食べちゃダメなの⁉」という食材も。でもだいじょうぶ。ここに挙げた代表的なＮＧ食材を覚えておきましょう。

最初の７日間のＮＧ食材

果物全般

キムチ

味噌

じゃがいも

かぼちゃ

さつまいも

砂糖

主食全般
（ごはん・麺類・パン類）

スナック菓子

菓子パン

ジュース

8日目以降のNG食材

ベリー系以外の果物

カフェラテ

微糖コーヒー

野菜ジュース

炭水化物の多いプロテイン

ケチャップ

ウスターソース

糖質の高い鍋スープ

みりん

酒

たまり醤油

はじめに

1年で10kgのダイエットを自ら実践

「カンタンにできて、しっかりごはんを食べられて、短期間でやせられる」

そんなダイエットをしたいと思ったことはありませんか？

「少しの努力でやせる」という、夢のような効果を得たい人におすすめするのが、**ケトジェニックダイエット**（以下ケトジェニック）です。

ケトジェニックとはアメリカをはじめとした海外で注目を浴びている、ダイエット方法。

ハリウッドセレブや、著名人なども実践するダイエット方法なんです。

「聞こえはいいけど、むずかしいんでしょ……？」

いいえ、そんなことはありません。

本書では、そう思われる人へ、コンビニ食でできる、7日間のケトジェニックの方法をお伝えしていきます。

「7日間で絶対に目標達成できる！」という話ではありませんが、7日間で「やせることへの強い手応え」を感じていただけると思います。

申し遅れました。僕はケトジェニックで、1年で10kgやせることに成功した三浦卓也です。

ダイエットをスタートしてから、1ケ月で4kg、3ケ月で7kg、1年で10kg、と「最初は短期集中で減量して、その後ゆるゆるとやせる」という流れでやせた経験があります。

まさしく短期集中のケトジェニックを実践してやせることができました。

僕は、健康食品のネットショップを運営しているのですが、恥ずかしながら34歳のときに10kg太ってしまったのです。

「これはまずい！」と思い立ち、ダイエットについて猛勉強をしてケトジェニックに出会い、見事に10㎏やせることができました。

いまではその経験を元に、お店のお客様へダイエットのアドバイスをしています。相談してくださった方々の人数は、いまや1000人を超えました。

1000人にアドバイスをしてきた中で気がついたことは、「やはりケトジェニックが、いちばん成果が出やすい！」ということ。

僕自身の経験、そして1000人へアドバイスをしてきた経験をベースに、「誰でもカンタンにできる、コンビニ飯でのケトジェニック」をまとめました。ひとりでも多くの人が、ダイエットの悩みから解放されることを願っています。

ダイエットに挫折した人こそ試してほしい

ケトジェニックとは、カンタンにいうと「糖質を極端に断ち」「脂質をしっかり摂る」というダイエット方法。

海外のルールでは1日の摂取カロリーのPFCバランスを「2：7：1」にすることです。

PFCバランスとは、三大栄養素である「Protein（プロテイン＝タンパク質）、Fat（ファット＝脂質）、Carbohydrates（カーボハイドレイト＝炭水化物）」の頭文字を取った食事バランスの指標です。

それを「2：7：1」にするのがケトジェニックのルール。

例えば、1日の目標摂取カロリーが1200㎉だった場合、炭水化物は10％なので120㎉。炭水化物は1グラムあたり4㎉なので、1日の炭水化物量の上限は30gとなります。

この数値を目標にする場合は「主食を抜く」「菓子をやめる」など砂糖をはじめ、主食を徹底的に抜く、調味料にも気をつかう食生活が必要になります。

「主食やお菓子を食べないなんて……」

そう思われる人もいるかもしれませんが、僕の考えるケトジェニックダイエットの場合、「まず7日間は徹底する」だけでよいのです。もちろん7日間が終わったあとに好き放題食べてもリバウンドしないわけではまったくありませんが、7日間まずがんばることで得られる体験が多くあります。

糖質オフをして、脂質やタンパク質が多く摂れる栄養バランスの食生活は、満腹感を生み、口寂しさを減らしてくれます。要はダイエットの大敵である「何か口にしたい」という欲求を我慢するストレスを減らしてくれるのです。

だから、いままでダイエットに挫折した人にこそ試していただきたいのが、極端な食生活をする「ケトジェニックダイエット」。

コンビニの食事でできるくらいカンタンですし、短期間で、その効果を実感いただけると思います。

本書ではできるだけカンタンに、誰でもできるようなケトジェニックの方法をまとめました。

騙されたと思って、まずは7日間、コンビニ飯（自炊できる人は自炊で）ケトジェニックに挑戦してみてください。

目次

第2章 糖質デトックスで脂肪燃焼体質へ！ ケトジェニック成功ルール

第3章　ここまできたら、あとはやせるだけ！　アフター7日だけダイエット

第4章 人生の幸福度を高める！食生活維持のすすめ

第1章

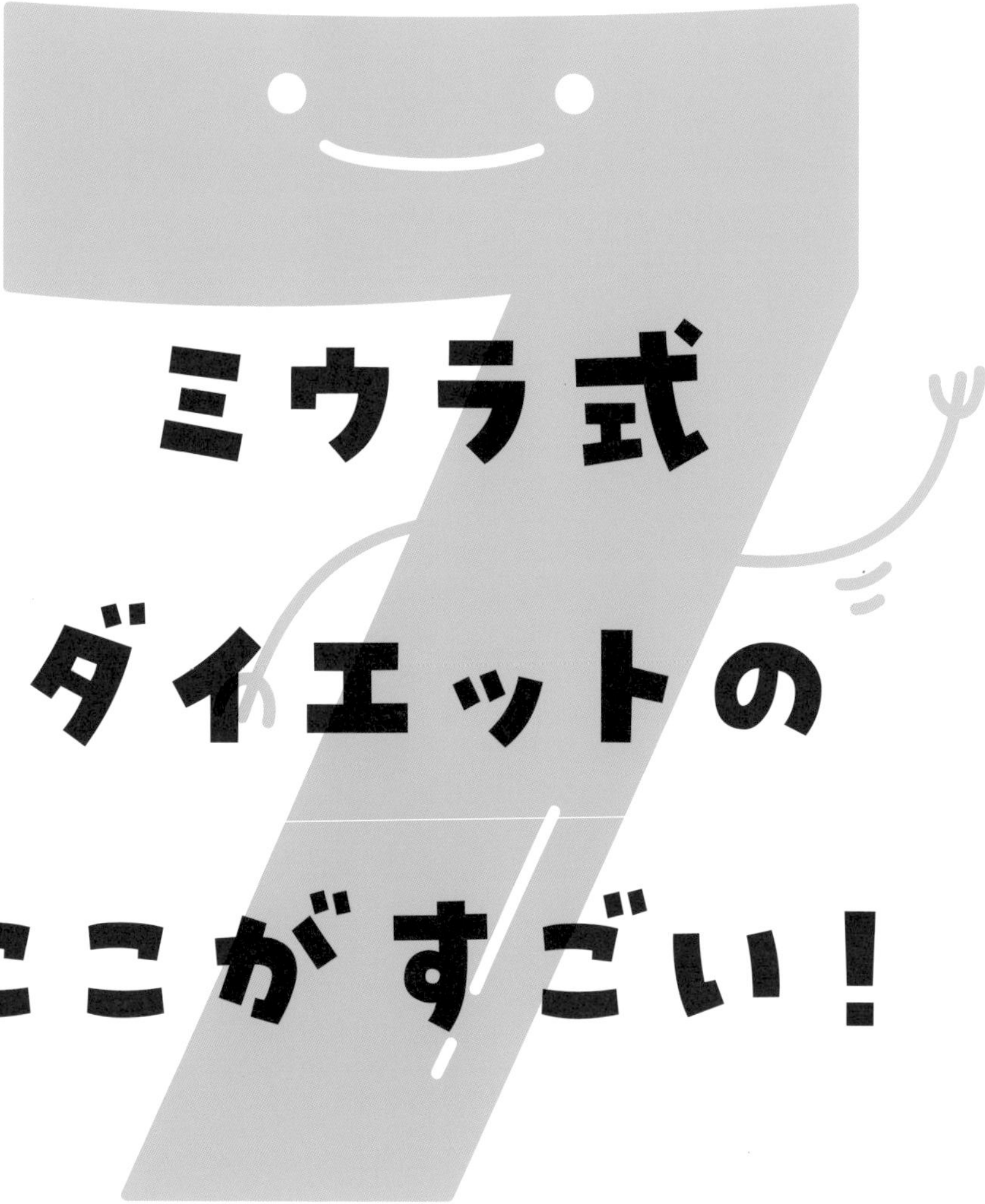

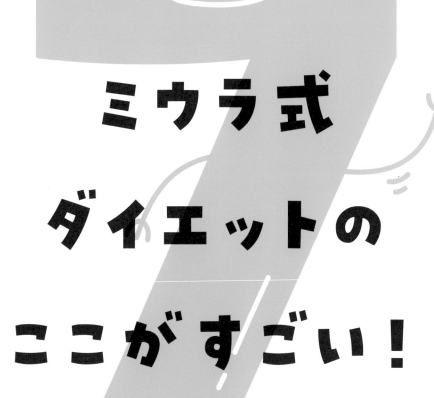

ミウラ式ダイエットの7ここがすごい！

7 MAX4kg減！短期的にむくみと体重が落ちる

ケトジェニックは、短期的に体重が落ちると断言します。

しかし実は、落ちた体重の内訳は、ほとんどが水分です。

ケトジェニックは糖質を徹底カットするダイエット方法ですが、糖質は栄養素の性質上、1gにつき3gの水分が付着します。

例えば、300gの糖質を摂取すると900gの水分が付着します。

要は300gの糖質を食べることで300g＋900g＝1200gの体重が増えます。

糖質を徹底カットすることで、この1200gの体重がスルッと落ちていくのがケトジェニックです。

体のむくみが気になる人や短期的な食事制限で体重を確実に落として、ダイエットへのモチベーションを爆上げしたい人には最適な方法です。

僕の経験でもそうでしたが、ダイエット相談者さまからも、短期間で体重が落ちることで「もっとやせたい」という意欲が出ていることは明白です。

自分が食べたもので体重に影響が起きると「全然空腹感がないのに体重が落ちてる！」と実践者は喜び、ダイエットのモチベーションを維持できるのです。

ミウラ式では、この「**初期段階で体重が落ちる**」ということを重要と考えています。

ケトジェニックで初期に落とせる体重は体内の水分の重さではありますが、短期間での体重減量はモチベーション的にもメリットが大きいです。

ケトジェニックは、減量を目指す多くの人へ、おすすめできる方法なのです。

7 「脂肪燃焼スイッチ」がオンに

体の水分が落ちてから、体重が落ちるスピードはゆるやかになります。

体重を落とすこと以外に、もうひとつ、極端な糖質制限を行うことで得られるメリットがあります。

それは脂肪燃焼のスイッチがオンになることです。


まず「脂肪が燃える、とはどういうことか？」の説明をしていきたいと思います。

よくいわれている「体脂肪が燃焼する」とは、人間の脂肪を使ってエネルギーが生み出されることです。

脂肪がエネルギーとして消費されると、脂肪は消えていきます。

つまり、人間の体脂肪は、摂取したものの消費されなかったエネルギーの塊のことなのです。

糖質・脂質といった食事を通して得た「栄養」。

過剰に摂取してしまった「栄養」は、「脂肪」として蓄えられる仕組みが、人間には備わっています。

また、人間のエネルギーを産生する原料は、「糖質」「脂質」「アルコール」となっています。その3つは、アルコール＞糖質＞脂質の順番で、エネルギーとして使われるといわれています。

要は、体脂肪はいちばん最後まで取っておかれる原料ということ。

糖質が体内に残っている限り、体脂肪を原料としてエネルギーが作られることはありません。

逆にいえば、脂肪を燃焼させるためには、糖質によるエネルギーを不足させる状況が必要になります。

摂取糖質量を劇的に減らすケトジェニックでは、**糖質によるエネルギーが早い段階でなくなり、脂肪を原料としたエネルギー産生へいち早く移行する**ことができます。

通常のカロリー制限よりも早い段階で「脂肪燃焼スイッチ」を入れてくれるのが、ケトジェニックなのです。

7

目標達成後は「ゆるケト」で カンタン体重維持

ケトジェニックで目標体重を達成したとしても、食生活を元に戻してしまえばリバウンドすること間違いなしです。

太ってしまう理由には、代謝能力が下がることなどもありますが、結局「食生活」が原因です。

だからこそ、減量に成功をしたあとも「太らないための食生活」を維持することが大切。

太らないための食生活という点において、ケトジェニックの制限をゆるめた「ゆるケト」がおすすめ。

理由はインスリンの分泌が、ふだんの食事で糖質を摂取しているときよりも少なくなるからです。

人間は食事を摂ると、血液中の糖質が増えることで、血糖値が上がります。急激に血糖値が上がるとインスリンというホルモンが分泌され、血糖値を下げ健康を維持しています。

しかし、このインスリンが血糖値を下げると同時に、摂取した栄養素を細胞に取り込む習性があるのです。

血糖値が上がりインスリンが分泌されると、栄養が脂肪になりやすく、脂肪を蓄えやすいのです。

要は、インスリンが分泌されにくいように、血糖値を急激に上げない食事がいい、ということです。

低糖質の食事の場合は、血糖値の上昇が穏やかになります。

そのためインスリンの分泌が抑えられ、脂肪の蓄積が抑えられます。

つまり、体重維持中は、引き続き低糖質の食生活をするのが有効なのです。

7 空腹感のストレスがツラくない

ケトジェニック中の栄養バランスは、摂取カロリーにおける三大栄養素「Protein（タンパク質）」「Fat（脂質）」「Carbohydrates（炭水化物）」のバランス（PFCバランス）を「2：7：1」にすること。

従来の食生活と比較すると、「タンパク質」と「脂質」のバランスが多くなります。タンパク質や脂質は、「満腹ホルモン」と呼ばれる空腹感を抑えてくれるホルモンの分泌をサポートするため、ケトジェニックは「お腹が空きにくいダイエット」ともいわれています。

僕がダイエットをサポートさせていただいているお客様からも「いつもよりお腹が空かないです！」といわれることもあります。

ダイエットにおいていちばんの大敵は「空腹感というストレス」。

このストレスによって食欲が乱れてしまい、せっかくがんばっていても、ストレスの反動でドカ食いをしてしまう……。

そんな経験はないでしょうか？


空腹感や食欲のコントロールを容易にしてくれるのが、ケトジェニックなのです。

ケトジェニック中は「脂っこい食事」が増えるため、「本当に体重が減るの……？」と思われがちです。

しかし、空腹ストレスを無意識にコントロールできることで、思ったより食べない状態になり、摂取カロリーが減って、結果的に脂肪が落ちるダイエット方法なのです。

空腹に耐えられずにダイエットに失敗してしまったという経験がある人は、ぜひケトジェニックダイエットに一度チャレンジしてみてください。

7 甘いものを無性に欲する体をリセットできる

僕は毎月「ケトジェニックワークショップ」を開催し、7日間でみっちりケトジェニックを習得してもらうオンラインプログラムを実施しています。


7日間やりきった参加者さんから多い声が、

「いままでダイエットしても減らなかったのに、こんな短期間で体重が減った！」

「空腹感が少なかったので、どのダイエットよりもストレスなく実践できた！」

「あれだけ食べたいと思っていた甘いものへの欲求がなくなった！」

というものです。


ケトジェニックを日本的に呼ぶなら**「断糖高脂質」の食生活**、つまり糖質を体内から枯渇させるダイエットです。

「糖質への依存を根本的に断つ」という言い方もできますね。

糖質は中毒性の高い栄養素で、摂取することで脳が快楽物質を分泌します。
食べすぎることで「もっとほしい」となるので、糖質が大好きでやめられない人は糖質中毒、軽度の依存症になっているケースも見受けられます。

ケトジェニックで「断糖」をして体内から糖質を枯渇させることで、糖質への依存を断ち切れます。
その結果「甘いものへの『強い欲求』」が抑えられるようになるのです。

人間が太る理由は「食べ続ける」ことだからこそ、自分で食欲をコントロールすることが大事です。
「甘いものをやめられない」という人は、一度すっぱり糖質カットをしてみませんか？

7 思わぬ副産物！肌や髪の毛がキレイになった

ケトジェニックをしたことで、肌のトラブルが改善されたという人が多く見受けられます。

それもそのはず、ＰＦＣバランスが極端に変わるため、タンパク質の摂取量が増える傾向があるからです。

タンパク質は人間の肌や髪の毛、爪の原料になるなど、さまざまな役割を持っています。

肌は常に新陳代謝を繰り返し、古いものから新しいものへ切り替わっています。

これを「ターンオーバー」と呼びます。

しかし、タンパク質不足により、正常な「ターンオーバー」ができずに肌トラブルにつながることも。

「ターンオーバー」を促進するためには、タンパク質を多く摂取する必要があります。
肌トラブルがある人はタンパク質不足の可能性があるため、摂取栄養バランスをケトジェニックに変えることで、肌がキレイになることが考えられるのです。

僕自身ダイエット目的でケトジェニックを開始しましたが、明らかに風呂上がりの肌の質感が変わり、美肌効果を実感しています。
ケトジェニックを実践した相談者さまからも同様の声が上がっています。

肌質の改善に美容液など外からのケアだけをしている人は、ぜひタンパク質を摂取することで、内側からの改善も目指してみてはいかがでしょうか。

7 食後に眠くならず、集中できる時間が持続する

昼ごはんを食べたあと、夕方前頃から眠気が……集中できずに、夕方までダラダラと作業……。

そんな経験はないでしょうか？

この食後の眠気の原因は、血糖値の乱高下によるもの。

糖質を摂取することで血糖値が上昇し、血糖値を抑えるホルモンであるインスリンが分泌され、血糖値を下げる働きをします。

その反動で血糖値が下がりすぎて低血糖になってしまい、脳がエネルギー不足と判断し、「眠れ」と命令をするため、食後に眠くなってしまうのです。

このサイクルを断ち切るには、「血糖値を上げない食生活」が大事！

そのため、ケトジェニックのような低糖質の食生活をすると、昼ごはんを食べたあとに眠くならず、集中できる時間が増えて、仕事や家事の効率が上がります。

例えば、1日2時間「眠くて集中できない時間」があった場合、平日5日働くとすると10時間になります。

1ヶ月では、実に40時間も非効率な時間が発生しています。

ケトジェニックをすることで、この非効率な時間を効率よく働ける時間に変えることができます。

僕もケトジェニックな食生活にしてから、眠気を感じながら仕事をする時間が減り、昼寝も一切しなくなりました。

食生活でここまで体感が変わるものかと、驚いたことを覚えています。

「常に眠い」と感じる人は、食生活をケトジェニックにすることで、日中の眠気を抑えられるかもしれませんよ。

7 血糖値コントロールで毎日のイライラがおさまる!?

26ページでもお伝えしたように、ケトジェニックをすると低糖質の食生活になるため、血糖値の乱高下が抑えられます。

実は、血糖値の乱高下がイライラの原因につながっています。

もし昼食を食べた後、夕方にかけてイライラする感覚がある人は、ケトジェニックによって、この問題を解決できるかもしれません。

フランスの美食家として有名なブリア=サヴァラン氏の言葉に「君が何を食べるか言ってみたまえ。君がどんな人であるかを言い当ててみせよう」というものがあります。これと同じ意味で「You are What you eat」という英語のことわざがあります。

これらの言葉のように、人間の体は食べた物でできています。

食べ物は皮膚や髪の毛などの表面的な部分だけでなく、メンタルにも大きな影響を及ぼします。

例えば、糖質を摂りすぎた食生活を続けていると、高血糖症になります。

すると、甘いものを欲してしまったり、空腹感によるストレスなどが発生します。

精神的にも不調を感じるようでしたら、ケトジェニックのように「糖質を徹底カット」してみましょう。

食生活の変更によって、イライラする症状が改善されることも多々あります。

7 想像よりもカンタン！ コンビニ飯でもできる

「ケトジェニックなんて、聞いたことないからむずかしそう」と思われるかもしれません。

でも、ケトジェニックのルールは、ＰＦＣバランスを「２（タンパク質）：７（脂質）：１（炭水化物）」にするということ。それさえ守れていれば、原則ＯＫ。

もっと言えば、ミウラ式の場合、「１日の糖質量を30ｇ以内」に抑えられれば大丈夫です。


コンビニのごはんといえば、お弁当やおにぎり、サンドイッチ、パスタなど主食が多いため「断糖なんて無理でしょ」という声も聞こえてきそうですね。

でも、コンビニの食事でもケトジェニックは可能です！

だから、自炊習慣がない人でも、カンタンに実践することができます。


糖質が低めの食事の原則は「主食（米・麺類・パンなど）以外」「肉・魚・野菜などは

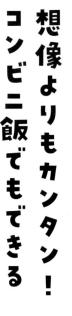

素材に近い形のもの」「糖質の高い調味料を使用していないもの」です。

例えば、サラダは糖質が低いですし、鮭の塩焼き、チキンソテーなどは糖質が低めです。卵スープは味噌汁と比較して糖質が低いですし、ほかにも、ゆで卵やサラダチキンなども低糖質の代名詞的存在です。

このように、最近の**コンビニは惣菜の種類が豊富で、優秀な低糖質メニューが多く存在しています。**


食材の糖質量は、栄養成分量が表示されたラベルの「炭水化物量」で判断します。炭水化物は、「糖質＋食物繊維の合計値」です。

サラダや野菜スティックなど野菜が主体のメニューの場合、炭水化物の中でも食物繊維量が多い場合があります。ジュースやお菓子など野菜が少ないメニューで炭水化物量が多い場合は、糖質量の多い食材と判断して構いません。

手間ではありますが、コンビニの食材の裏に貼られているラベルで三大栄養素の分量をチェックする癖をつけて、糖質量の少ない食材を選ぶようにしましょう。

7 ガマンは最初の3日だけ。お酒も問題なしのダイエット

ダイエットにお酒は大敵と思われがちですが、お酒を飲みながらでもダイエットは可能です。

実際、僕もお酒を飲みながら10kgやせることができました。

もちろん、お酒は飲まないのがベスト。

ですが、お酒が大好きな人にとって長期間における「禁酒」はツラいものですよね（僕、実は大酒飲みです）。

そのため、ミウラ式の場合、禁酒は最初の3日間だけで０Ｋにしています。

ただし、その最初の3日は肝臓をしっかり休めるためにも、必ず断酒を守るようにしてください。

肝臓には栄養素を代謝する機能があって、アルコールを分解する役割もあります。

お酒を飲んで働かせすぎると、本来消費する栄養素が代謝されず、やせにくい状況が生まれてしまいます。

まずは肝臓を休ませて、やせやすい体作りを目指しましょう。

４日目からは、お酒も解禁ですが、ケトジェニック中は「低糖質なお酒」を飲むように心がけましょう。

飲んでもいいお酒

糖質ゼロビール
蒸留酒
（ハイボール・焼酎・ジンなど）
辛めの赤ワイン
辛めの白ワイン

飲むのはＮＧなお酒

ビール
日本酒
甘口の赤ワイン
甘口の白ワイン

7 どうしても外せない食事会も気にせず参加できる

ケトジェニックでは、徹底して糖質を抜いて、脂っこい食事をする、という極端な食生活を求められます。

しかし、日常生活の付き合いでの外食など、どうしても外せない食事のときに、やむを得ず糖質を摂ってしまうこともありますよね。

そんなときでも、**1日であれば気にしないで大丈夫**です。

ケトジェニックは、体内のグリコーゲンを枯渇させることで、ケトジェニック回路にシフトして、体脂肪を燃やすという人間のメカニズムに基づいた食事ダイエットです。

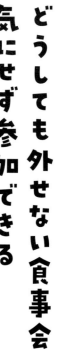

一度、ケトジェニックを始めたあとで糖質を摂ると、体がケトジェニックの状態ではなくなる場合があります。

そんなときもケトジェニックな食生活を継続することで、再びケトジェニック回路が回るようになるため、１日程度のやむを得ない食事はＯＫなのです。

もちろん、旅行先でも気にせず食べてください。

旅行から戻ったあとに、再度ケトジェニックをすればいいのです。

ケトジェニックは、食生活にメリハリをつけられる食事術なのです。

「最近食べすぎてるな……」

「食生活を見直したい」

というときにも、食欲をリセットできるケトジェニックを７日間、実践してみましょう。

7 メリハリをつけるためのケトジェニックもGOOD

気の遠くなるような話ですが、ダイエットは一生涯続けなければ、どこかでリバウンドをしてしまう可能性が高いです。

年末の忘年会、年始の新年会など、少し乱れた食生活が続くことで食欲が乱れ、なし崩し的にダイエットをやめてしまい、食生活が乱れたままになってしまう話をよく聞きます。

ダイエットが続けられないいちばんの問題は、「食欲の乱れ」であることが多いです。「せっかくダイエットしたのに無駄になった」と自暴自棄になり、そのままダイエットをやめてしまうパターンも……。

でも、安心してください。

食べすぎてしまったときは「食欲を抑えて」ダイエットをやり直せばいいだけです。
乱れた食生活で「むくんでしまった体」や「強くなってしまった食欲」は、ケトジェニックが解決してくれます。

ダイエットは一生続きますが、ケトジェニックは一生続ける必要はありません。
食欲をリセットしたいタイミングなどで取り入れて、ダイエットにブーストをかける。
そんな形でもケトジェニックは役立つ食事術です。

7 意外な落とし穴！「タンパク質の摂りすぎ」に注意

ケトジェニックにも、意外な注意点があります。
それは「タンパク質の摂りすぎ」です。

昨今、健康やダイエットへの効果として、タンパク質への注目が集まっています。ドラッグストアだけでなく、コンビニでもプロテインが手軽に購入できるようになり、コンビニの惣菜にも「タンパク質入ってます！」と強調するラベルも増えてきました。確かにタンパク質は髪の毛や肌のほか、体内で働く酵素のもとにもなっていて、人間に欠かせない栄養素のひとつです。

注意すべきは、糖質制限をしているにも関わらず、**タンパク質を摂りすぎることで、体内で糖質を生み出してしまう**、という落とし穴があることです。

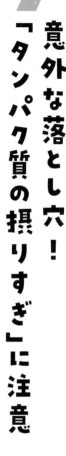

これは「糖新生」というメカニズムです。

人間の体はよくできていて、タンパク質のように、摂取した物質以外の栄養素から、糖質を生み出す力を持っています。


人間の栄養代謝は糖質＞脂質となっていて、糖質があると脂肪が燃えずケトジェニックになりきれない場合があります。

あくまでケトジェニック中のＰＦＣバランスは「２（タンパク質）：７（脂質）：１（炭水化物）」なので、総摂取カロリーからタンパク質の分量を決めて、それ以上は摂らないようにしましょう。


「タンパク質はダイエットにも健康にも効果的だから太らない」と思い込み、朝はプロテイン、昼と夜はお肉、おやつにプロテインバーというように、運動していないにも関わらず過剰にタンパク質を摂取するケースも見受けられます。

「きっちりケトジェニックをしてるのに、体重が減らない」

そんなときは、タンパク質の摂りすぎを疑ってみましょう。

コラム

10kgカンタンにやせられたうえに、仕事もはかどった

僕は現在38歳なのですが、34歳のときに人生MAX体重である78kgに到達しました。

体調も悪くなり、人間ドックでは「脂肪肝」との診断。

それまで健康優良児だった自分が、A判定じゃなくなるなんて……とパニックになり、ダイエットを開始しました。


最初はまったくうまくいきませんでした。

理由はカンタンで「運動してやせようとした」からです。

ランニングを始めましたが三日坊主で続かず、キックボクシングを開始しました。


しかし、キックボクシングで大量の汗をかいたことに安心した僕は、たくさん食べてしまい、むしろ4kgも太ってしまったのです。

「運動をしていればやせる」なんて盲信だったと痛感した瞬間でした。


このときから、「やせるなら、食事制限」ということが確信に変わり、さまざまな栄養学や生理学を勉強し、やせるための努力をスタートさせました。


人間がやせる原理原則を理解したダイエットは順調でした。

結果、1年で苦労せず10kg減らすことができ、さらに集中力がアップ、仕事の効率が劇的に向上したのでした。

第2章

糖質デトックスで脂肪燃焼体質へ!

ケトジェニック成功ルール

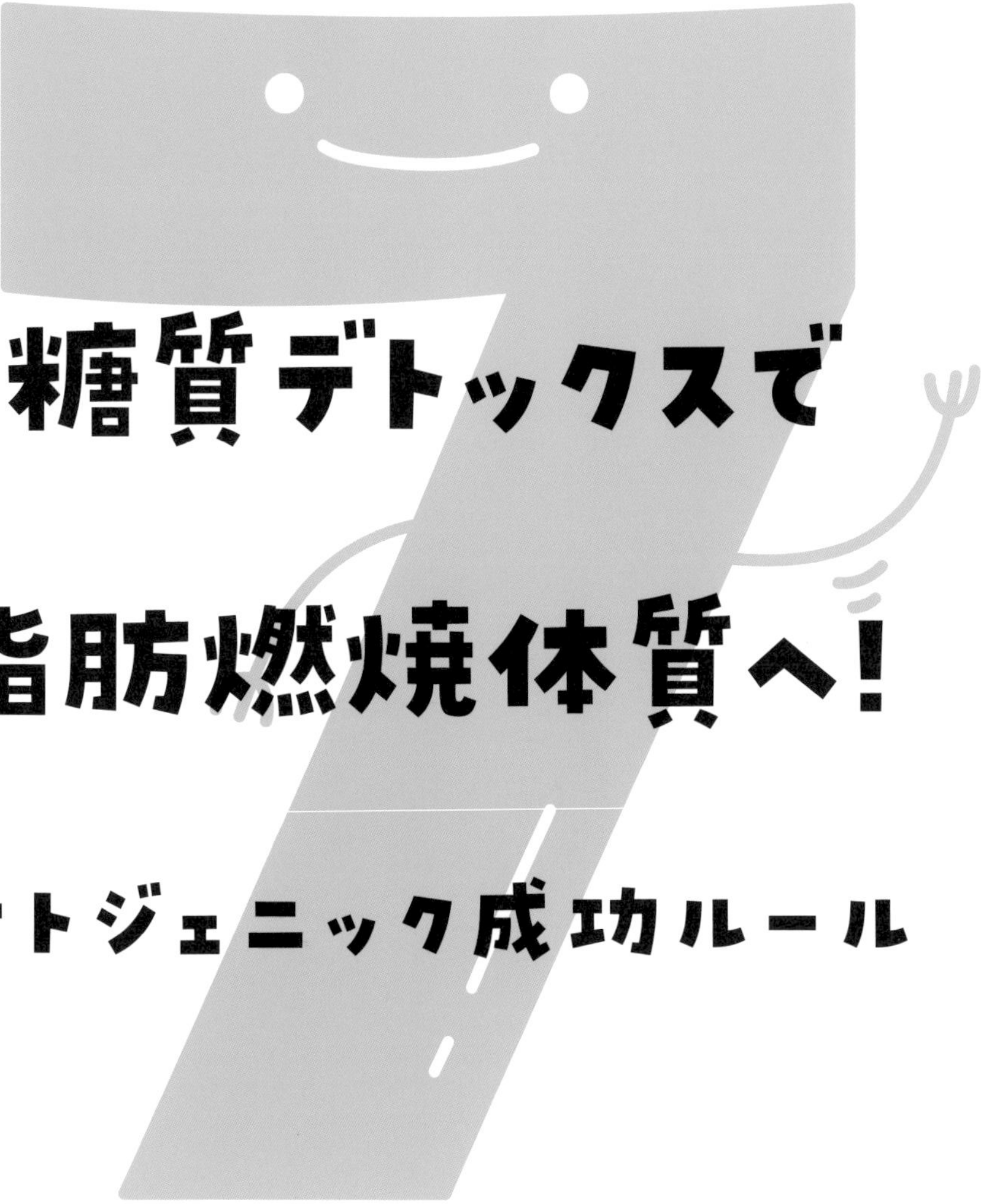

7 7日間は糖質オフを徹底！ PFCバランスは2：7：1を厳守

ケトジェニックは糖質の徹底カット・高脂質な食事・ほどほどのタンパク質が鉄則。栄養バランスとしては、P＝タンパク質が2割、F＝脂質が7割、C＝炭水化物が1割、この比率を守りましょう。

例えば、1日の摂取カロリー目安量が1200kcalの場合は、「P＝240kcal、F＝840kcal、C＝120kcal」になります。

グラム数に置き換えると、タンパク質と炭水化物は1gあたり4kcal、脂質は1gあたり9kcalになりますので、P＝60g、F＝約93g、C＝30gという計算になります。

「PFCバランス」が大事！

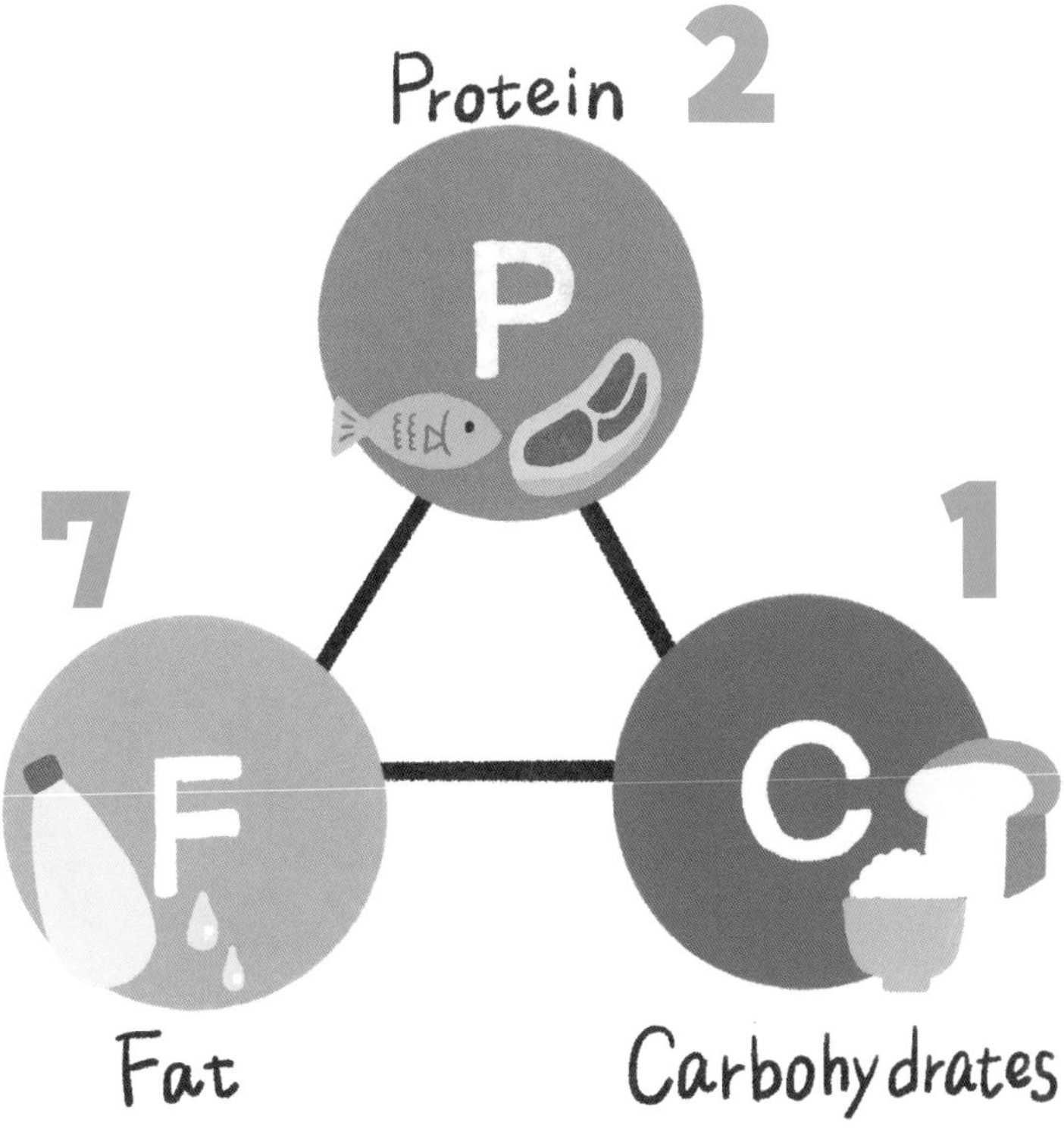

7 糖質量を調べる癖をつけよう

ケトジェニック中は糖質量を重要視しましょう。食品のパッケージには必ず「タンパク質」「脂質」「炭水化物」「カロリー」の数値が表記されています。炭水化物は食物繊維＋糖質の合計値です。ケトジェニックにおいて、減らすべきは糖質です。

食物繊維に関しては、ケトジェニック中は不足しがちな栄養素ですので、積極的に摂取するようにしましょう。

いまでこそパッケージに糖質量を記載している食品は増えましたが、まだまだ炭水化物量のみの記載になっている商品がほとんどです。

そんなときは植物由来の原材料が入っているかを確認しましょう。食物繊維は、植物由来の栄養素ですので、原材料に「植物由来のものが多い」場合は、食物繊維量が多い食材になります。

しかし、小麦や砂糖以外の植物由来の原材料が少ない場合は「炭水化物＝糖質量」と考えてＯＫ。

お菓子などのパッケージの裏面を見てみてください。原材料が小麦や砂糖なので炭水化物量が多いですが、ほぼ糖質です。

このように、食品パッケージで炭水化物量しかわからないときは、炭水化物＝糖質と考えるようにしてみましょう。

7 果物、ゼロカロリー食品は大敵だった!?

結論から言うと、ケトジェニック導入の最初の7日間は、果物とゼロカロリー食品は控えるようにしましょう。


ケトジェニック最初の7日間で得られる効果は、

「短期間での体重減少（体水分が減ったこと）」

「空腹感が減少すること」

「甘いものへの欲求が抑制できること」

と考えています。


短期間での体重減少もそうですが、甘いものへの欲求と食欲の低下は、体脂肪を燃やすうえで好影響を与えてくれます。

ですから、この最初の導入7日間は、甘いものは禁物です。

たとえゼロカロリーだとしても、甘いものを食べてしまうと、そのあと甘いものへの欲求が断ち切れません。

甘いものへの欲求を抑えたままダイエットを継続するのは強いストレスを伴います。

だから、最初の７日間はゼロカロリーだったとしても、甘いものは控えるようにしてください。

7 体重は毎朝、欠かさずに量ろう

ダイエット中に「量るのが怖い」という理由で、体重計に乗らない人がいます。

気持ちはわかりますが、それはまったく推奨できません。

ダイエット中は欠かさず計量するようにしましょう。


理由はカンタン。

自分のやったダイエットの努力が、どんな結果になっているかを知ることがダイエットの成功につながるからです。

そのときの自分の体重を把握できていないと、ダイエット方法の改善ができません。

体重はダイエットにおける、自分の体のバロメーターなので、必ず量るようにしましょう。

体重の計量で大事なことは「毎日同じ時間に量ること」。

1日に2回量ったり、バラバラの時間帯に量ることは極力避けましょう。
理由としては、正確さに欠けるためです。
人間は水を500ml飲めば、体重が500g増えます。
日中の食事内容によっても、体重はカンタンに上下します。
正確な体重を把握するために、毎朝何も食べていない状態で量りましょう。

7 この通りに食べて！ 7日間ケトジェニックメニュー

では、実際にケトジェニックダイエットをはじめていきましょう。

ケトジェニック導入期の7日間は糖質は徹底カット！
だから調味料の糖質にもこだわります！
ケトジェニックはカロリーよりも糖質を意識してください。

１日目

ケトジェニック初日！　これまで主食を食べていた人は午前中にお腹が空くでしょう。ですから午前中は低糖質の朝ごはんを食べて、空腹のストレスを避けるようにしましょう。

朝食

ハムエッグ、千切りキャベツ、シーザードレッシング

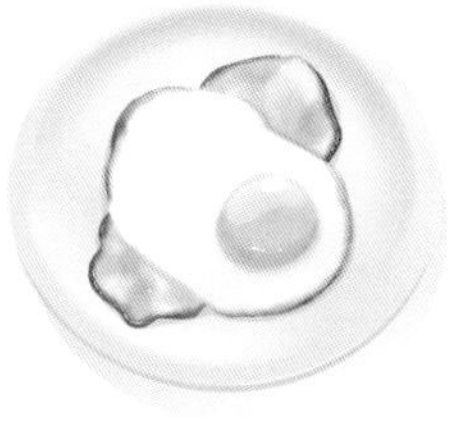

ハムエッグ

卵１個、ハム１枚のハムエッグを食べます。卵はタンパク質やビタミンが豊富な栄養食。卵はケトジェニック中、いろいろなレパートリーに使えるので、積極的に食べることをおすすめします。

千切りキャベツ

150gの千切りキャベツを食べます。

野菜は食物繊維が豊富なので積極的に食べるようにしましょう。デンプンが多い芋類を除いた、ほかの野菜は積極的に食べましょう。

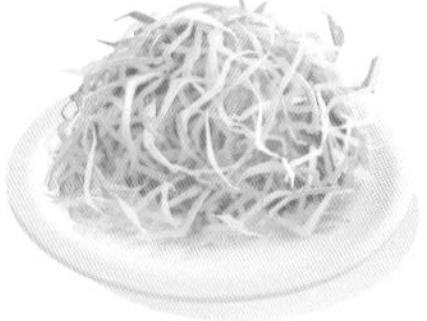

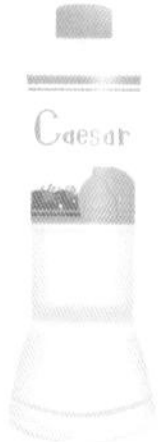

シーザードレッシング

シーザードレッシングを千切りキャベツにかけます。

ドレッシングではシーザーが、チーズなど糖質が低い食材から作られており、いちばんおすすめです。

カロリー制限ダイエットの定番「青じそドレッシング」などは、味つけで糖質が高くなっているので、ケトジェニックではNGです。

昼食

ゆで卵、フランクフルト、ツナサラダ、アイスコーヒー or 炭酸水

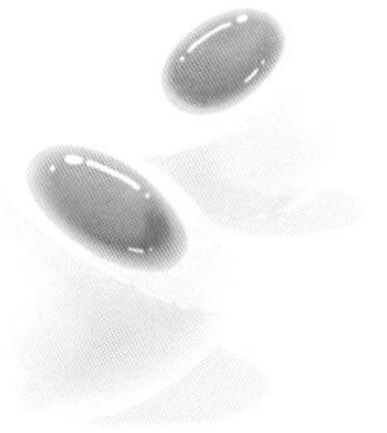

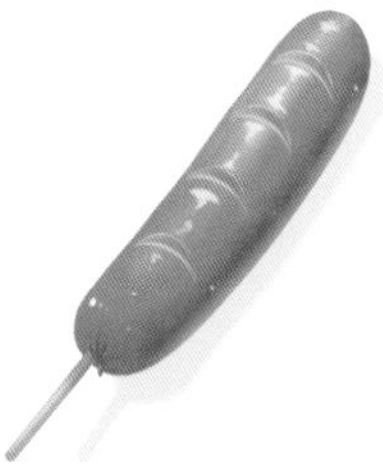

ゆで卵

ゆで卵は手軽に食べられるうえに、腹持ちがよく、タンパク質も豊富なのでトレーニング中の人にもおすすめ。

ただし食べすぎは厳禁で、１～２個が適量です。

フランクフルト

フランクフルト１本をランチに。
フランクフルトなどのスナックもケトジェニック中はＯＫ。
コンビニのホットスナックは糖質低めのものが多いです。

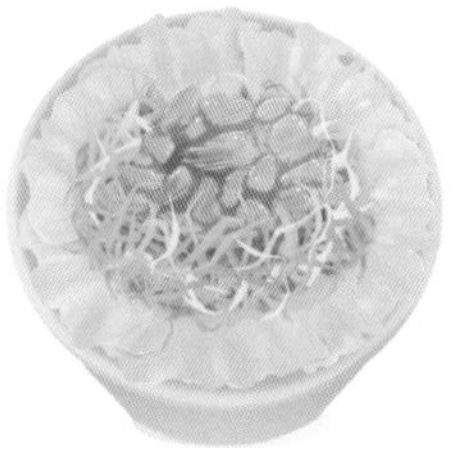

ツナサラダ

コンビニサラダは手軽で、食物繊維を豊富に摂れます。意外な落とし穴はコーンやポテト。それらが含まれるものは糖質高めなので要注意。

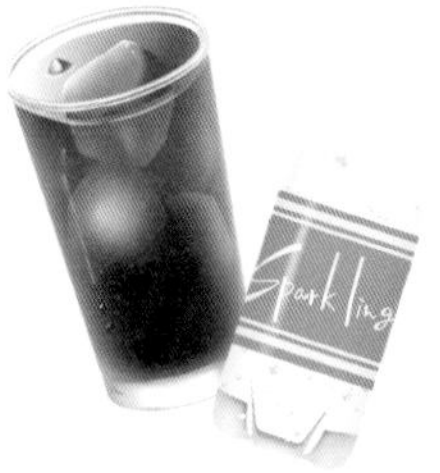

アイスコーヒー or 炭酸水

飲み物は無糖のものを。ゼロカロリーでも、甘味料入りはNGです。コーヒー、お茶、炭酸水などは糖質がゼロなのでおすすめです。

夕食

肉の塩焼き、しめじとベーコンのバターソテー、わかめ入り卵スープ

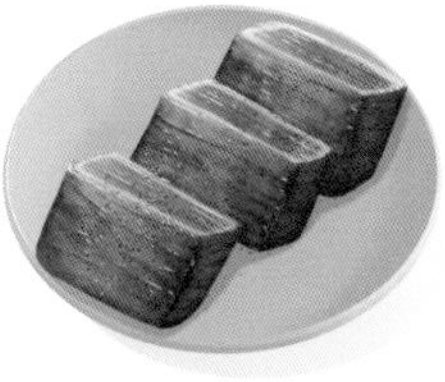

肉の塩焼き

肉類はタンパク質と脂質の摂取に役立ちます。一般のダイエットでは低カロリーの肉を選びますが、ケトジェニックでは脂質が増えてもＯＫ。カルビもＯＫ。好きなお肉を３００ｇ食べましょう。

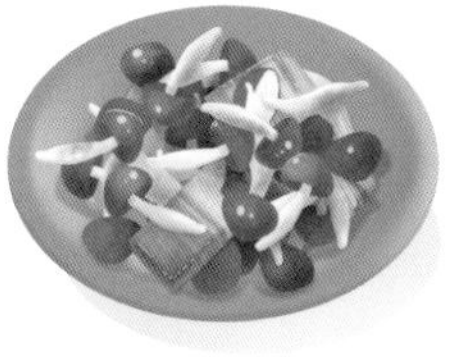

しめじとベーコンのバターソテー

しめじ２００ｇ、ベーコン１００ｇをソテーして食べます。キャベツやレタスより実は食物繊維が豊富なきのこ類。腸内細菌の餌になる水溶性食物繊維が豊富なので、しっかり食べましょう。

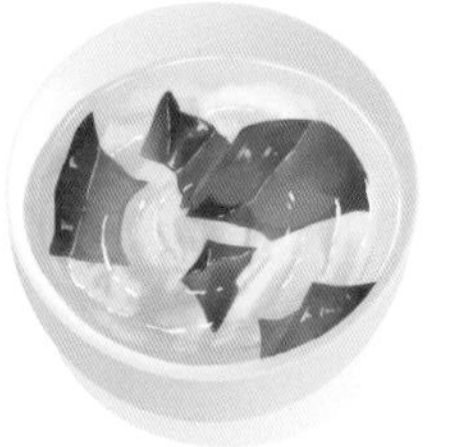

わかめ入り卵スープ

日本の汁物の代表格は味噌汁ですが、味噌は発酵食品のため少しの糖質が含まれます。そのため、味噌汁の代わりに鶏がらスープなどを使った、卵スープがおすすめです。

代替品について

ケトジェニックの基本は「低糖質・高脂質」。

それに加えてお通じ対策に食物繊維が必要となるときに、やはり食べるべきは「原型に近いおかず」なので、サラダや肉・魚などにカンタンに手を加えたものを中心に食べるようにしましょう。

ダイエット失敗あるある

「極端な糖質制限はしたくないからゆるくやりたい」。気持ちはわかりますが、そのダイエットは実はとてももったいないです！　ゆるい糖質制限の場合、ケトスイッチが入るのが遅くなったりします。

だからケトジェニック最初の７日間は、しっかり糖質オフを徹底しましょう！

ダイエットＱ＆Ａ

調味料は何を使えばいいですか？

ケトジェニックダイエット中の調味料は基本的に、塩、こしょう、醤油、マヨネーズにしましょう。

酒やみりんも入れたいところですが、グッと我慢です！

2日目

2日目から、できれば朝ごはんもコーヒーやプロテインなどに置き換えてみることをおすすめします。もしむずかしい場合は初日と同じく、低糖質な食事を心がけましょう！

朝食

MCTオイルコーヒー

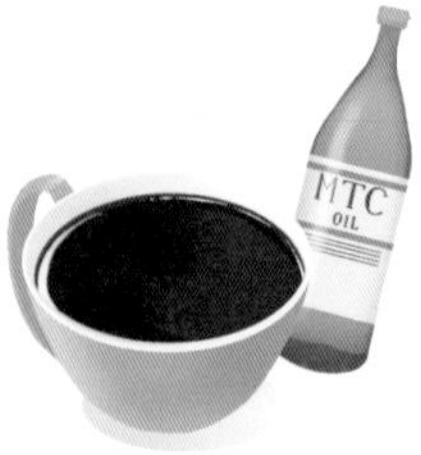

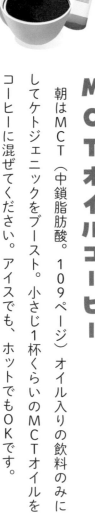

MCTオイルコーヒー

朝はMCT（中鎖脂肪酸。109ページ）オイル入りの飲料のみにしてケトジェニックをブースト。小さじ1杯くらいのMCTオイルをコーヒーに混ぜてください。アイスでも、ホットでもOKです。

昼食

野菜スティック、卵スープ、塩の焼き鳥

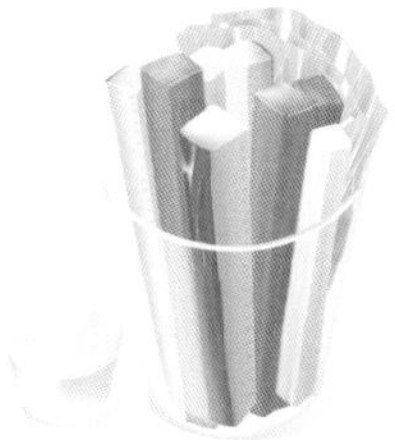

野菜スティック

サラダを食べる時間がないときは、野菜スティックにマヨネーズをたっぷりつけて食べるのはいかがでしょうか？　手軽においしくランチを済ませられます。

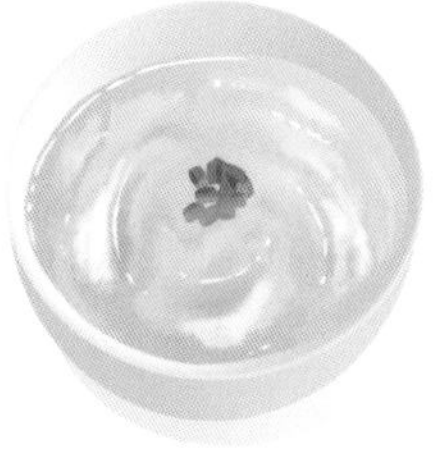

卵スープ

卵はビタミンC以外の栄養素を含んだ、完全栄養食。温かいスープは食事への満腹感を高めてくれるので、余計な間食が減らせるかも。

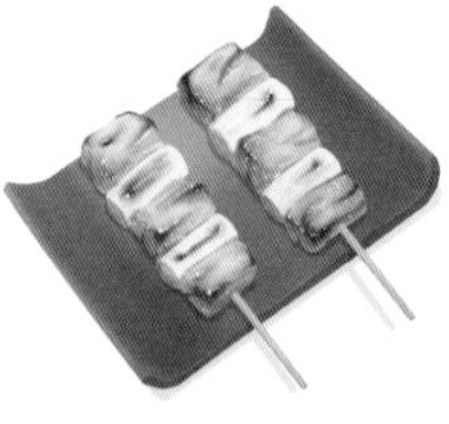

塩の焼き鳥

焼き鳥はまさにケトジェニック向きの食材。調味料にも気をつかいたいので、今回は塩を選びましょう。4本までOKです。

夕食

鯖缶（水煮のみOK）、マグロの刺身、海藻サラダ

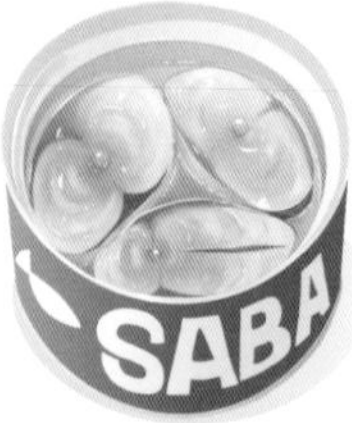

鯖缶（水煮のみOK）

鯖缶はタンパク質と、DHA、EPAなどの良質な脂質を豊富に含んでいます。同じ鯖缶でも、味噌煮は糖質が高いため、控えましょう。

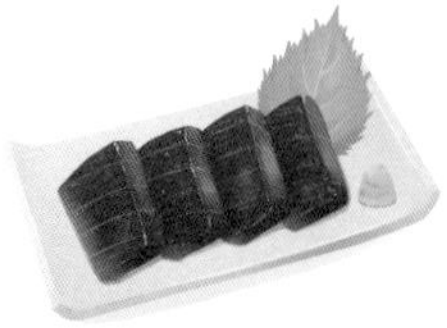

マグロの刺身

魚介類は低糖質でありながら、ＤＨＡ、ＥＰＡなど良質な脂質を含みます。マグロ以外の魚もＯＫ。１５０gを食べましょう。

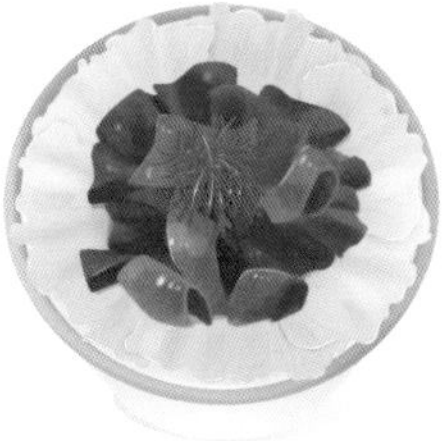

海藻サラダ

海藻サラダは水溶性食物繊維が豊富で、腸内環境にプラスになることに加え、血糖値の上昇を穏やかにしてくれます。１５０gを目安に。

代替品について

肉や魚、大豆製品は基本的にすべて低糖質の部類なので、気兼ねなく食べてＯＫ。カルビやロースなどの脂身の分別も、ケトジェニックでは考えなくてＯＫ。ですから、肉や魚、大豆製品は種類を問わず、さまざまなバリエーションを楽しみながらケトジェニックしてください。調味料だけはこだわって、塩、こしょう、醤油、マヨネーズを貫きましょう。

ダイエットあるある

「運動していればやせる」は勘違い。脂肪燃焼効率は、運動よりも食事のほうが圧倒的に高いのです。運動でやせる、ではなく食生活の改善でやせるほうが断然効果的です。

ダイエットQ&A
ケトジェニック中は脂っこい食べ物は控えたほうがいいですか?

ケトジェニックは脂質を積極的に摂るダイエットなので、しっかり脂は摂るようにしましょう。糖質と脂質を両方節制するとエネルギー不足からの体調不良につながります。

3日目

ケトジェニック3日目、体のむくみが取れてきた感じがしませんか？
スッキリした体感をモチベーションにがんばっていきましょう！

朝食

MCTオイル入りプロテイン

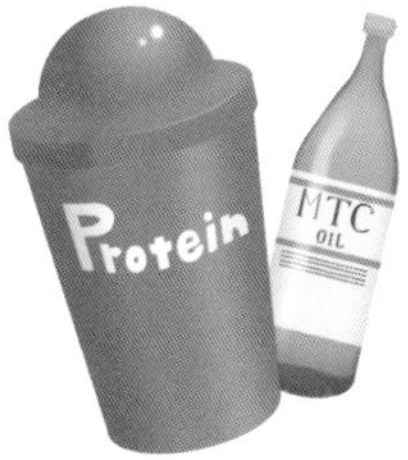

MCTオイル入りプロテイン

3日目は気分を変えて、MCTオイルを入れたプロテインに。

ケトジェニック中はMCTオイルを摂取することがおすすめで、コーヒーやプロテインなど朝に飲む習慣があるドリンクに入れて摂取しましょう。

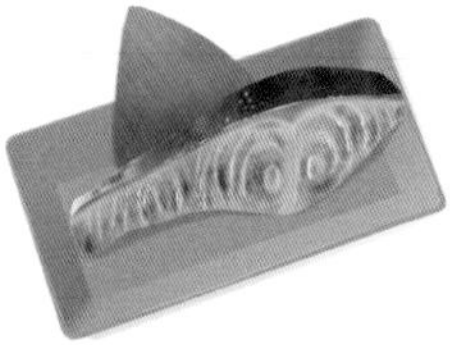

鮭の塩焼き

コンビニの惣菜は意外に低糖質なものが多め。魚の塩焼きは糖質がほぼゼロなのに、良質な脂質とタンパク質が摂れます。一切れを目安に。

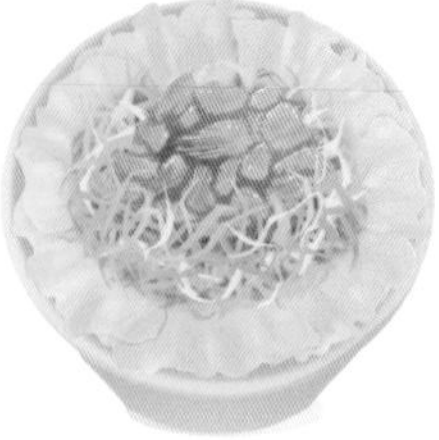

ツナサラダ

ツナは良質な脂質とタンパク質が豊富。コンビニで別売りになっているシーザードレッシングで食べましょう。

夕食

ソーセージ、スクランブルエッグ、きのこのバターソテー

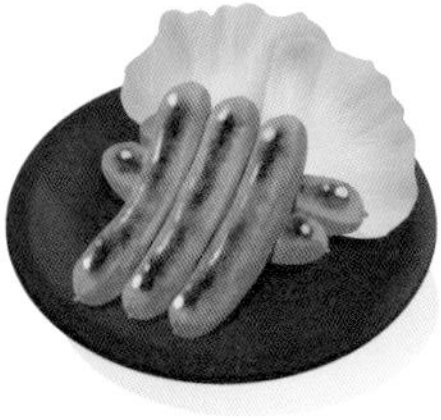

ソーセージ

サッと炒めて食べられるソーセージは夕食のメインになるメニューです。ケチャップやマスタードはつけないように。４本までＯＫ。

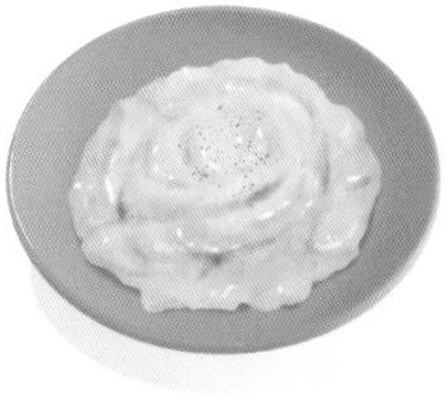

スクランブルエッグ

夜は卵２個で手軽に作れるスクランブルエッグを。マヨネーズをつけて食べましょう。

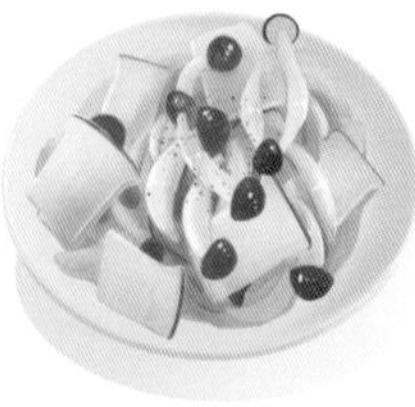

きのこのバターソテー

糖質をカットすると、食物繊維の摂取量が減ります。そのため便秘になりがちなので、きのこを200g食べるようにしてみましょう。

代替品について

原則、肉、魚、大豆製品、葉野菜などで食べてNGな食品はありません。食品パッケージの糖質量に注意しながら、食材を選ぶようにしましょう。

ダイエット失敗あるある

ケトジェニックは「糖質量を控える」ダイエット方法です。

だから世間的に健康にいいと認知されているものでも、糖質量が多ければＮＧ。よく聞かれるのが甘酒。体にはいいですが、甘酒は糖質が多いので今回はＮＧです。

ダイエットＱ＆Ａ

ゼロカロリー飲料を飲んでもいいですか？

最初の７日間はＮＧです。

ゼロカロリー飲料でも甘味料が含まれていると「甘いものへの欲求」が抜け切らないため、７日間は飲まないように徹底しましょう。

4日目

少しだるさや頭痛が出てきたかもしれませんね。それはケトーシスという、糖質が燃え尽きて脂肪がエネルギー源に切り替わった状態を示す、好転反応です。不安にならずケトな食生活を続けてください。

朝食

MCTオイル入りプロテイン

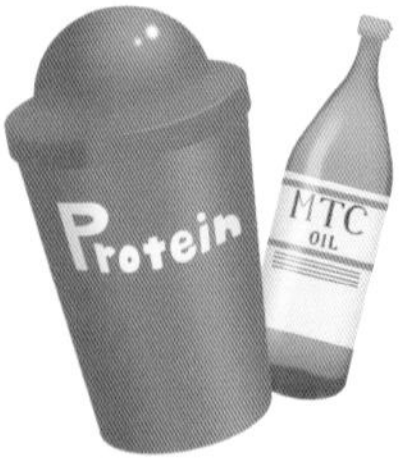

MCTオイル入りプロテイン

プロテインはセカンドミール効果で、食事のあとの、血糖値の上昇を穏やかにするといわれています。アーモンドミルクや豆乳など低糖質の乳製品とミックスしてもおいしく飲めます。

昼食

グリルチキン、葉野菜のサラダ、コンソメスープ、アイスコーヒー

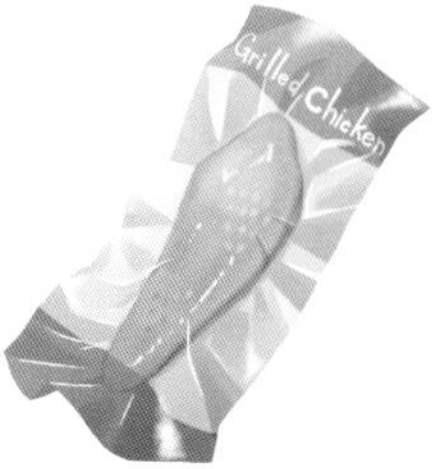

グリルチキン

コンビニや、ファミレスなどにも置いてあるグリルチキンはケトジェニック中に推奨できる逸品。１個食べます。

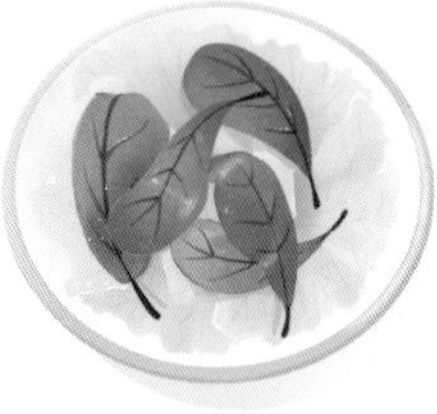

葉野菜のサラダ

繰り返しますが、ケトジェニック中はお通じのため食物繊維はしっかり摂るようにしましょう。

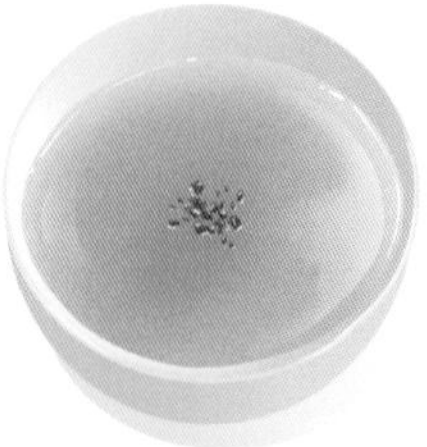

コンソメスープ

低糖質のスープをチョイス。コーンスープやトマトスープなどは糖質が高めのものが多いので、あっさりした味つけのものを選ぶようにしましょう。

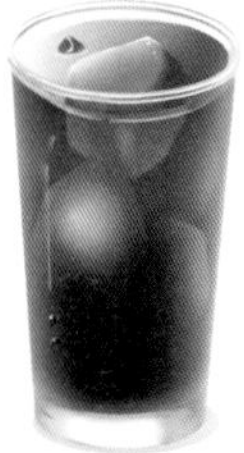

アイスコーヒー

コーヒーのカフェインには脂肪燃焼効果が見られていたり、ポリフェノールによる抗酸化作用も期待されています。

夕食

豚肉ロースの塩焼き、水菜のサラダ、きくらげのスープ

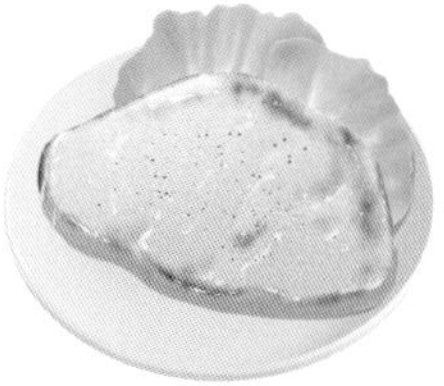

豚肉ロースの塩焼き

ケトジェニック中に肉の種類や部位で摂取NGなものはありません。豚肉のロースを200g、塩焼きにするなど好みのお肉や魚で手軽に晩ごはんを済ませましょう。

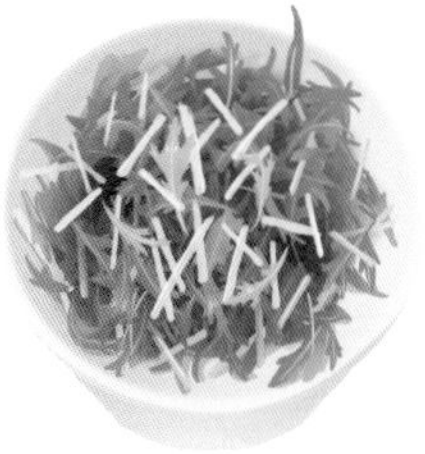

水菜のサラダ

葉野菜のサラダは基本的に、低糖質のシーザードレッシングで食べましょう。

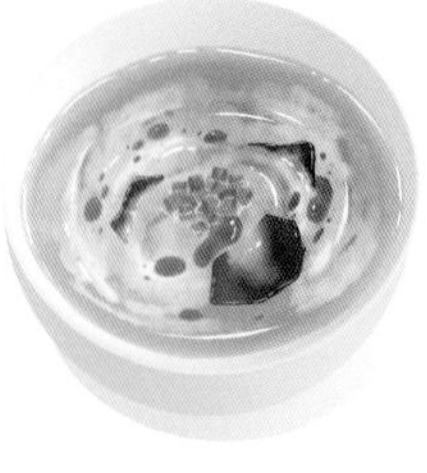

きくらげのスープ

きのこ・山菜の中で最も食物繊維量が多いのは「きくらげ」です。積極的に食べることをおすすめします。卵を入れるのも◎。

代替品について

肉が苦手な人は、大豆製品の厚揚げなどを上手に活用すると、ケトジェニックでの食生活に困りません。

タンパク質の量が少し劣りますが、肉が苦手という人は、大豆製品を使いましょう。

ダイエットあるある

飲むだけでやせるサプリメントはないです！

サプリメントはあくまで栄養補助食品だから、栄養補充を助けてくれるだけ。飲むだけでやせることをサプリメントには期待しないようにしましょう。

ダイエットQ&A

低糖質パンは食べていいですか？

低糖質パンは「低糖質」といっているだけで、糖質量が低くないものも多く存在するので、僕はおすすめしません。

言葉に惑わされずにパッケージの「炭水化物量」から判断しましょう。

5日目

7日間のケトジェニック終了まで、あと3日！
ケトジェニックな体調を目指して、残り3日間がんばりましょう!!

朝食

MCTオイル入りプロテイン

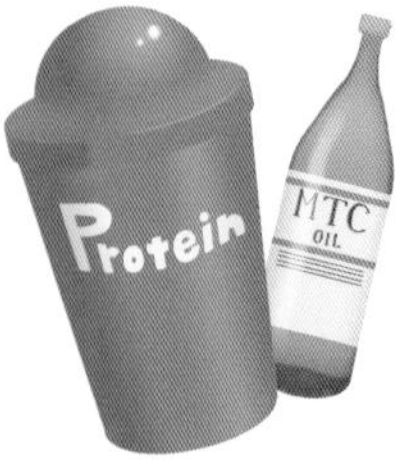

MCTオイル入りプロテイン

3日連続となりますが、今日もプロテインからスタート！
みなさん慣れてきましたか？
飽きてきたらプロテインの味を変えてみてはいかがですか？

昼食

衣が薄い唐揚げ、野菜スティック、わかめスープ

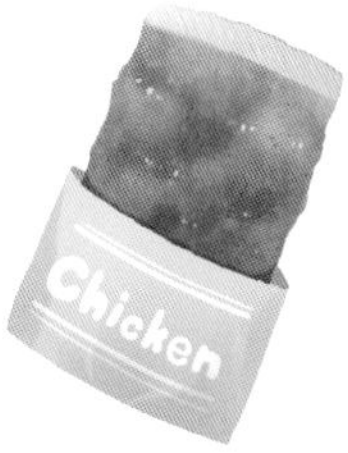

衣が薄い唐揚げ

唐揚げが食べたいときは、コンビニなどの衣が薄めのものを選びましょう。ただし、揚げ物の衣は糖質が多いので要注意です。４個を目安に。

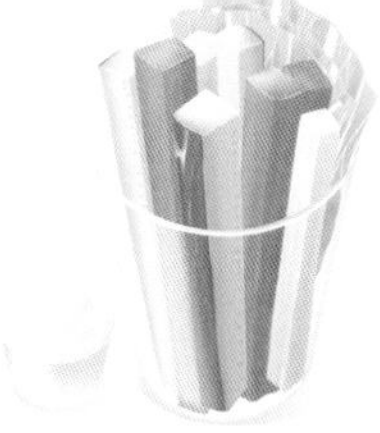

野菜スティック

きゅうり、大根などの野菜スティックをマヨネーズで。きゅうりはカリウムが豊富なので、むくみ対策にもなります。

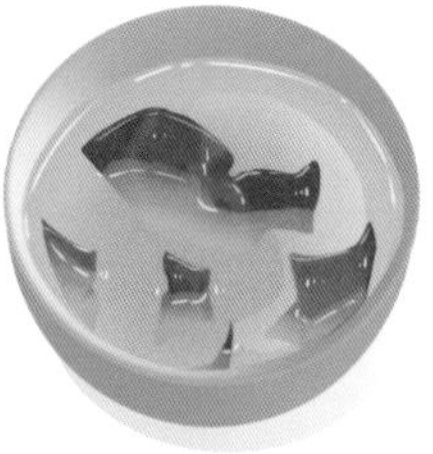

わかめスープ

食物繊維が豊富なわかめをスープでたっぷり食べましょう。ラー油は味つけのアクセントになるし、ケトジェニック中に使ってもOKな調味料。

夕食

豚肉のもやし炒め、卵スープ

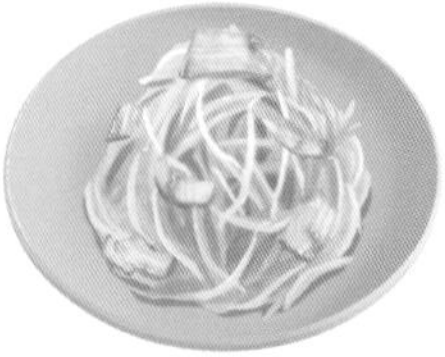

豚肉のもやし炒め

ビタミンB群が豊富な豚肉150gとともやし1袋を炒めます。塩・こしょうで味つけをすれば、満腹感も高くなりますよ。

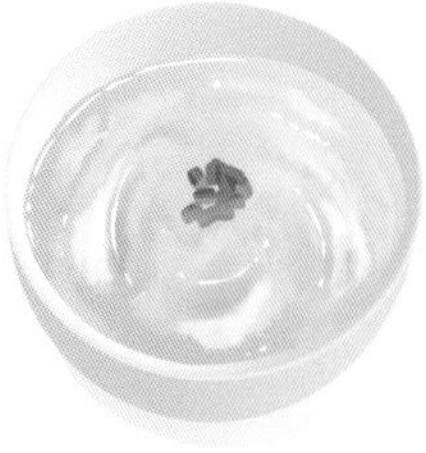

卵スープ

鶏がらスープを使った卵スープで、食事の満腹感を高めます。温かいスープは、体にやさしいです。

代替品について

大豆製品である厚揚げはケトジェニック中にさまざまな使い方ができます。マヨネーズやチーズなどとも相性がいいので、食事のバリエーションを増やすのに役立ちます。

ダイエットあるある

「ダイエット中なのに体重が増えてショック……」それは、体の水分が増えただけです。

脂肪の結合には48時間かかるといわれ、前日に食べたものが即脂肪にはなりません。1日で500g～1000gは飲んだ水の量でも変わるので、気にしすぎないようにしましょう。

ダイエットQ＆A

チートデイはいつ取り入れますか？

チートデイとは、ダイエット中に好きな物を制約なく食べていい日のことです。いつにするかはチートデイの目的によります。

僕の基準は、2週間まったく体重の変化がない場合に、取り入れるのをおすすめしています。

６日目

そろそろケトジェニックな食生活に慣れてきているはず。ケトジェニックなエネルギー回路に切り替わることで、空腹感も和らいできていませんか？

朝食

ＭＣＴオイルコーヒー

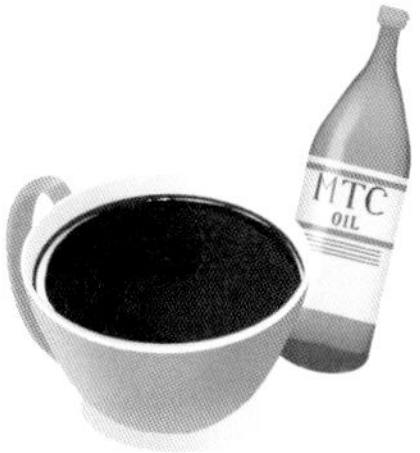

ＭＣＴオイルコーヒー

少し気分を変えて、プロテインからＭＣＴオイルまたはバター入りのコーヒーにしてみるのもアリです。

ステーキ、葉野菜のサラダ

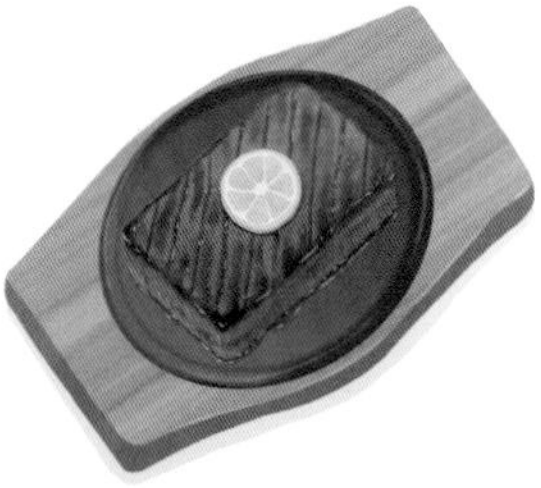

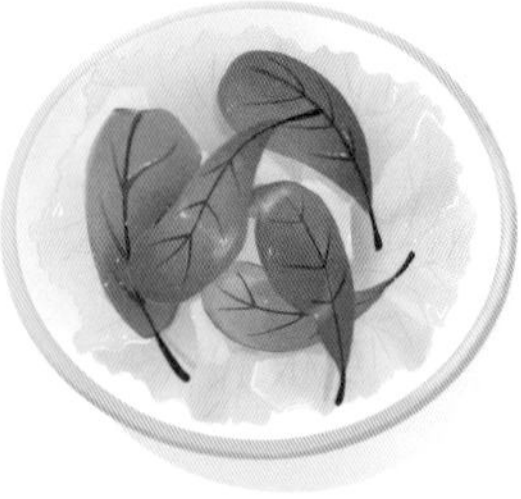

ステーキ

少し贅沢に牛肉のステーキ200gを食す日。牛肉は「カルニチン」という、ケトジェニックをサポートする栄養素が豊富です。

葉野菜のサラダ

コーンやポテトを除いたサラダは、毎食食べたいところ。ドレッシングにだけ注意して、大量に食べましょう。

夕食

焼き厚揚げ、ほうれん草のおひたし

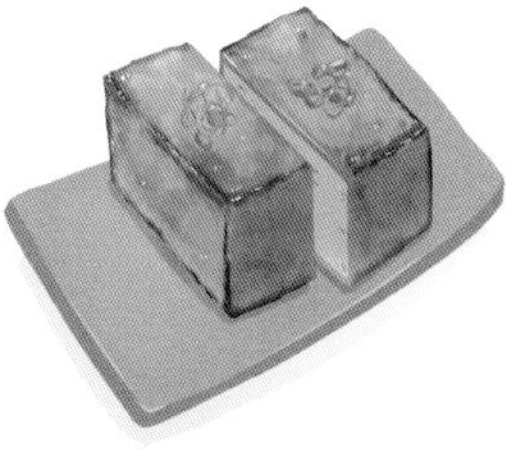

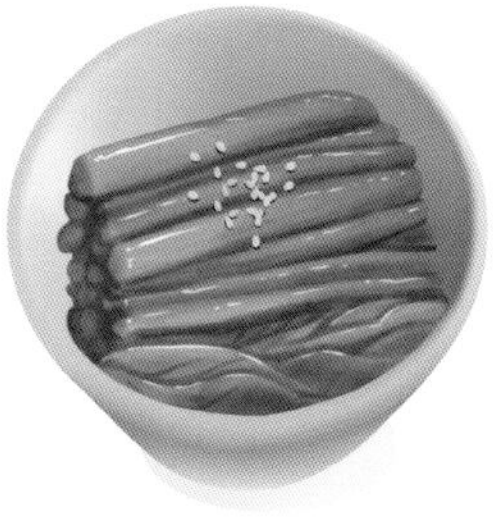

焼き厚揚げ

肉や魚に飽きてきたら、厚揚げ1個をステーキ代わりに焼いてみて。醤油をかけて、鰹節とともに食べてください。

ほうれん草のおひたし

ほうれん草をゆがいて、醤油を垂らして食べます。胡麻をふるのもアリです。

代替品について

デンプンが多い野菜（芋類）以外は、野菜は積極的に摂取。ほうれん草、大根、ごぼうなど、さまざまな野菜を食べるようにしましょう。

ダイエットあるある

「目標体重を達成したから、食生活を元に戻す！」。ちょっと待って！　それ100%リバウンドします。太った原因は食生活。やせたからと食生活を元に戻すと、リバウンドするので、要注意です！

ダイエットQ&A

甘いものがやめられる自信がないです。

甘いものがやめられない状態は危険です。

甘いものに依存してしまっているので、一度、しっかりケトジェニックをして糖質への依存状態を抜け出すようにしましょう。

7日目

お疲れさまでした！　本日がケトジェニック7日間最終日です！

7日以降の食事内容は後述しますが、少しずつ制限をゆるめてダイエットは継続していきましょう。

朝食

MCTオイル入りプロテイン

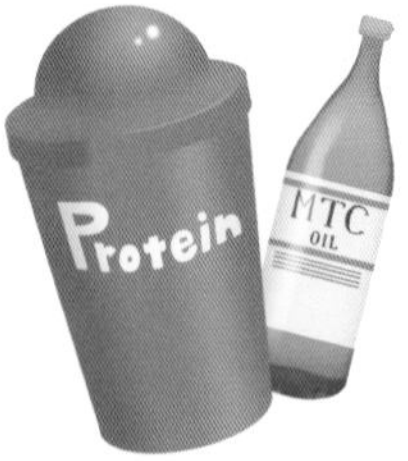

MCTオイル入りプロテイン

ここまでくるとMCTオイルとプロテインだけで朝をすごせるようになっているはず。カロリーオフにつながるので、〝朝のMCTオイル入りプロテイン習慣〟は、続けていきましょう。

昼食

鯖の塩焼き、卵スープ

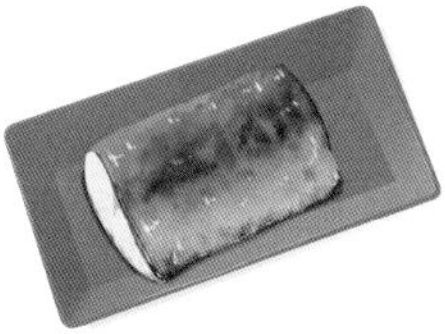

鯖の塩焼き

鯖は値段が安いうえに、良質な脂質のＤＨＡ、ＥＰＡが豊富です。ＤＨＡ・ＥＰＡは脂肪を燃やす脂質です。１切れを目安に。

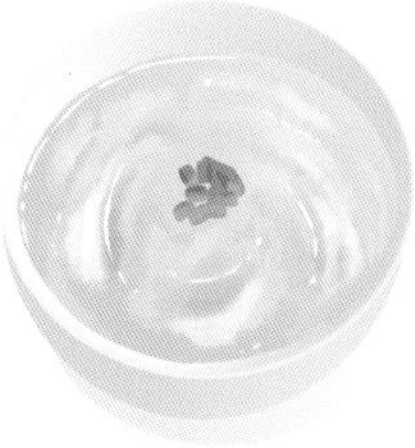

卵スープ

コンビニで販売している卵スープで、手軽に満腹感をサポート。カップ入りのものやフリーズドライのものがあります。

夕食

白だしの鍋

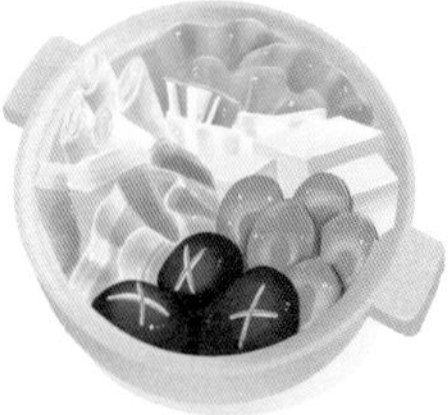

白だしの鍋

白だしを薄めて鍋のスープを作り、野菜や肉を投入して食べます。

白だしは調味料の中でも低糖質のものが多いので、ケトジェニック中の鍋スープにぴったり。たっぷり野菜も食べられて、調理もカンタンです。

代替品について

コンビニはさまざま惣菜を販売していますが、原型をとどめる魚の塩焼きや海鮮などは、基本的に低糖質でケトジェニック中は重宝します。

ダイエットあるある

運動すると摂取カロリーが増える傾向も!?　運動した安心感から余計に食べてしまい、
僕は激しい運動をしてから４kg太りました。

ダイエットＱ＆Ａ
モデルのような体形になれますか？

モデルのような体形になるには、食事の改善とボディメイクの筋トレが必要になります。

ハードルが高いです。

そんなときにおすすめなのは、

「なぜやせたいのか？　そんなにやせる必要は本当にあるのか？」

を考えてみることです。ぜひ試してみてください。

コラム

頭痛や便秘がおそってきたときはこう対処しよう

ケトジェニック開始から2～4日で「頭痛」や「だるさ」が発生する場合があります。

これは「ケトフルー」という、体がケトジェニックに移り変わるときに出ることがある症状です。

「ケトフルー」が発生すると体調不良と勘違いして、ケトジェニックをやめてしまう人がいます。

しかし、安心してください。1～3日程度で治ります。

治るまでの1～3日間、待つことをおすすめしますが、生活に悪影響が出るようであれば、おにぎりなどで炭水化物を摂りましょう。

もうひとつ、ケトジェニック中に不安の声をよく聞くのが「便秘」です。

「便秘」の原因は、主食を抜いたことによる「食物繊維不足」。

これは、糖質が低く、食物繊維が豊富な食材を食べることで解決するので、きのこ、海藻類を摂るといいでしょう。

おすすめは「えのき」を200gほどバターで炒めて、しあげに醤油をかけて食べる「えのきのバター醤油炒め」です。

僕もケトジェニックで便秘になったときは、この方法で便秘を改善できました。

第3章

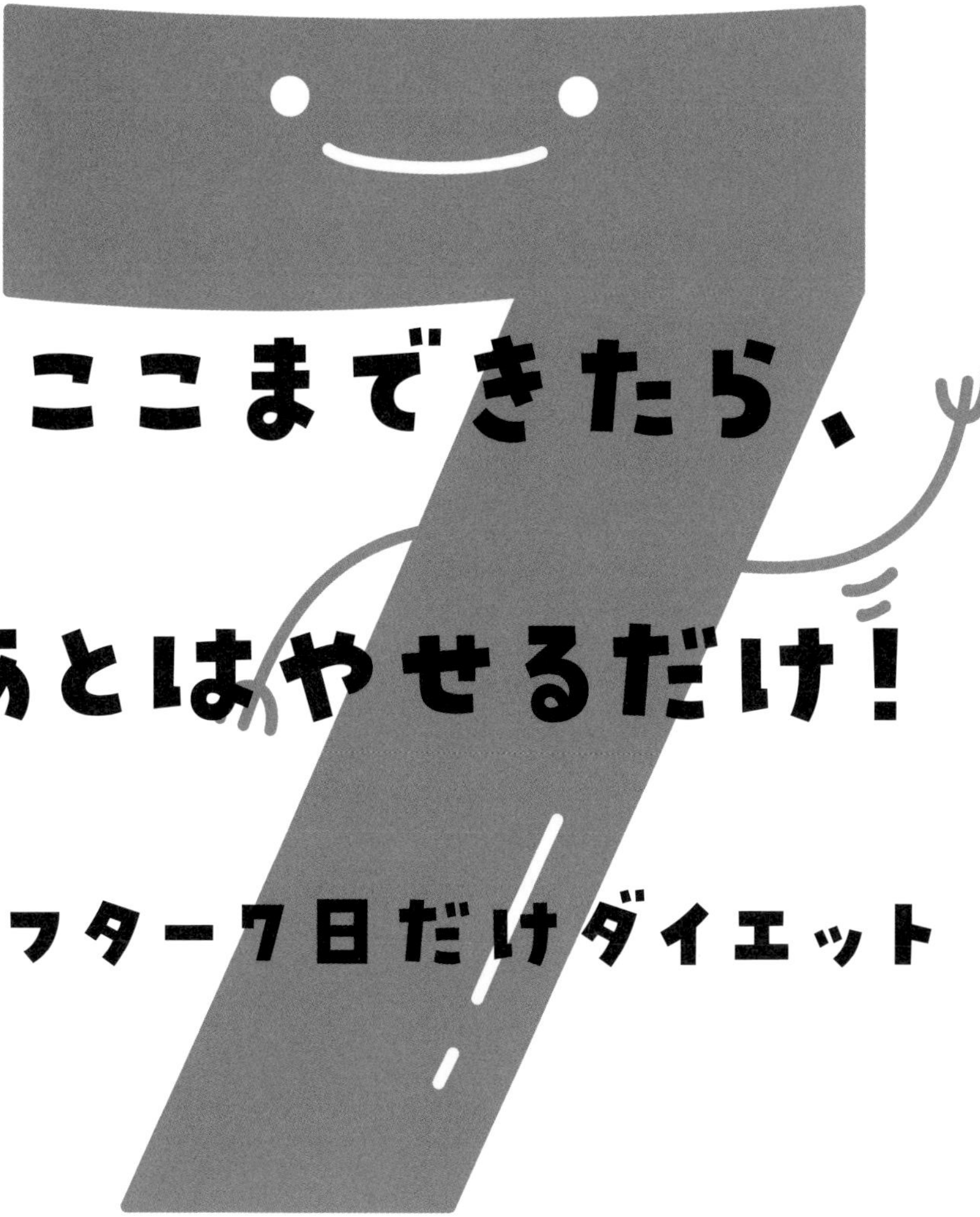

ここまできたら、あとはやせるだけ！

アフター7日だけダイエット

7日間がんばれたら目標まで駆け抜けよう

7日間のケトジェニックをがんばることができたら、むくみが取れることで**体重が1〜3kg減っている**ことでしょう。

僕の相談者さまには、最大で4kg減った人もいます。

そして、**脂肪燃焼スイッチが入り、甘いものへの欲求が減っている**ことが挙げられます。

さらに、**食欲も整い、体脂肪を消費するケトジェニック状態**になっているはずです。

ケトジェニック中は、いわば「脂肪燃焼のボーナスタイム」のようなものですから、このままケトジェニックな食生活を維持して、減量を目指していくことが望ましいです。

とはいえ、「少し食事制限が厳しいので、ゆるめたいんです……」という人がいても、なんの問題もありません。

なぜなら、7日間で脂肪燃焼スイッチが入っているので、**多少制限をゆるめたとしても体重は減り続ける**からです。

いちばん大事なことは、ダイエットを継続することです。

「一気に体重を落としたい！」という人は、ケトジェニックを継続。

「少しゆるめてダイエットをしたい」という人は、制限をゆるめるようにしましょう。

目安としては、1日の糖質摂取量を80gまで上げてしまっても大丈夫です。

7
アフターケトジェニックでは、PFCバランスは4：5：1

7日間のケトジェニック中のPFCバランスは、2：7：1でした。

これはあくまで、「脂肪燃焼スイッチ（ケトジェニックスイッチ）」を入れるための期間と考えましょう。

「脂肪燃焼スイッチ」が入ったら、次は自分の体脂肪を原料としてエネルギー産生を起こすためのPFCバランスを、

4：5：1

にします。

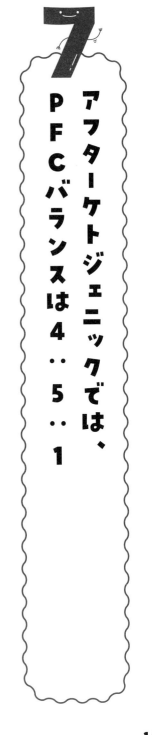

７日間のケトジェニックが終わった後のポイントは、ＰＦＣバランスを４：５：１に変えることです。

イメージとしては、「タンパク質の摂取量を増やす食事」から、「脂質の摂取量を減らす食事」へのシフトです。

それが、ＰＦＣバランスを４：５：１にする、ということです。

ケトジェニックは、カロリー摂取量を徹底的に管理するダイエット法ではありませんが、カロリーを減らせば体重は減りやすくなります。

そのため、脂質を少し減らすことで、ケトジェニックを促進させるのに役立ちます。

脂質の摂取量を減らし、体脂肪からエネルギー消費されて、脂肪が減っていく食事バランスを目指しましょう。

ここからは、体脂肪をエネルギーに変えて、ガンガン体重を減らしていくフェーズです。がんばれる人は、ＰＦＣバランスと全体の食事量にも気をつかって、脂肪燃焼をスピードアップしていきましょう。

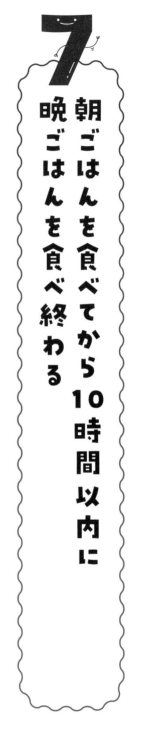

7 朝ごはんを食べてから10時間以内に晩ごはんを食べ終わる

ケトジェニックと一緒に実践することをおすすめしたいダイエット法があります。

「TRE（Time Restricted Eating）」という考え方で、「1日のうちの食事をはじめてから食べ終わるまでの時間を制限する」というダイエット方法です。

「時間を制限する」なんて聞くと仰々しいですが、

「1日の最初の食事の終わりから、最後の食事の終わりまでを、10時間以内におさめればいい」

というのが、「TRE」の考え方なのです。

例えば、朝ごはんを8時に終わらせた場合、夜ごはんを18時までに食べ終える（1食目の10時間後までに終える）ということです。


少し前に「16時間断食」というダイエット法が流行しました。

これは、「1日のうち16時間何も食べない時間を作る」という考え方です。

これはつまり、

「食事にかかわる時間を8時間以内におさめる」

と同じ意味になります。


「TRE」や「16時間断食」のように、食事時間を制限し、食事をしない時間を増やすと、減量効果が促進されます。

ケトジェニックと「TRE」を組み合わせてダイエットすることで、より減量効果が高まると考えています。

7 24時間断食を挟むと減量がさらに加速する

前項でご紹介した「TRE」のほかにも、ケトジェニックと相性のよい方法があります。

それは「間欠ファスティング」です。

目標体重や生活リズムによって、生活にマッチするファスティングのタイミングや長さは異なりますが、誰でもカンタンに実践できるファスティングが「24時間断食」です。

朝から夜まで丸1日食べない日を、1週間に一度、定期的に作ります。

断食というと準備食・回復食などを合わせると3~7日間と、長い期間を必要とします。

ところが、24時間、1日だけの断食でも、ダイエットと代謝アップにおける効果は絶大です。

「24時間断食」は、準備食・回復食なども不要で実施できるので、断食初心者さんにぜひ取り入れていただきたいです。

特におすすめしたいのは「**24時間プロテイン断食**」。

自分で断食する日を決めて、空腹感が出てきたら、プロテインを飲む。

それを繰り返して、１日断食をします。

断食では、飢餓状態による「筋肉の分解」が懸念されますが、プロテインなどのタンパク質を摂取することで、筋肉に必要な原料であるタンパク質を摂取することができます。

プロテインは満腹ホルモンを分泌する原料になるため、空腹感を紛らわせるために効果的です。

ぜひケトジェニック期間に「24時間プロテイン断食」を取り入れてみてください。

7 脂肪を燃やす「3つの栄養素」を補充しよう

よくダイエットのときの脂肪燃焼法として、「運動」と「減食」が挙げられます。
多くの脂肪を燃やすためには、脂肪を効率よくエネルギー化させることが大切です。

脂肪燃焼のための栄養素を重点的に摂取することで、脂肪のエネルギー化を促進することができます。

脂肪燃焼は食べる量を減らせば起きることではなく、栄養素が混じり合って体内で代謝されることで起きることなのです。

そこで、ケトジェニック中に取り入れるべき「3つの栄養素」をご紹介します。

1．ビタミンB群
2．カルニチン
3．MCT（中鎖脂肪酸）

ビタミンB群

ビタミンBは1〜12まで存在し、それぞれが代謝に欠かせない栄養素になります。

代謝に欠かせないということは、余計な代謝に使われてしまった場合には、ビタミンB群が不足することが考えられます。


例えば、糖質を過剰摂取することで、糖質の代謝にばかりビタミンB群が使われてしまい、本来使われなければいけないタンパク質や脂肪の代謝に、ビタミンが使えなくなります。

バランスの悪い食生活は、このように代謝活動を阻害するのです。

だからこそ、「糖質を減らす」、もしくは「十分な栄養が足りない場合はビタミンB群をサプリメントなどで摂取する」ことが必要になります。

カルニチン

ケトジェニック中には、「カルニチン」の摂取も必要になります。

貯蔵栄養素といわれるカルニチンは体内に存在するのですが、加齢によって減少する栄養素です。

カルニチンの役割は、脂肪酸を燃焼するミトコンドリアへのトランスポーター。

不足すると、脂肪燃焼工場であるミトコンドリアへ脂肪酸が届かないため、脂肪が燃焼されません。

つまり、ダイエットには、カルニチンが重要なのです。

カルニチンは、サプリメントで補うのがお手軽です。

ＭＣＴ

ケトジェニックに欠かせない栄養素のひとつが、ＭＣＴ。Medium Chain Triglyceride の頭文字をとった名称で、日本語では「中鎖脂肪酸」といいます。

現在、ＭＣＴはさまざまな研究で、減量効果や糖尿病の対策に効果があることがわかり、ＭＴＣを含む食用油のＭＴＣオイルは「健康によい」とされています。

このＭＣＴオイルは、ケトジェニックにいち早く慣れるためのひとつのポイントといえます。

脂肪燃焼回路を早く回す補助になりますので、ケトジェニック中はＭＣＴオイルも摂取することを心がけましょう。

7 脂肪燃焼スイッチを再び押す「チートデイ」

ダイエットをしていると「チートデイ」という言葉を耳にすると思います。

「チートデイ」とは、食事を制限しているダイエット中でも、好きなものを食べてOKの日、という意味です。

ダイエット中の食事制限によるストレスを軽減するための「ご褒美的な一日」として、「チートデイ」は捉えられがちです。

しかし、「チートデイ」には「脂肪燃焼回路」と「糖質エネルギー回路」を柔軟にスイッチできるよう、ケトジェニック中に良質な糖質を取り入れる、という目的があるのです。

ケトジェニックのように糖質を極端に制限して体重が減っていくと、体が慣れてきてしまい、体重が下げ止まることがあります。

いわゆる停滞期です。

そんなときに、良質な糖質を摂取することで、糖質回路を再開させ、脂肪燃焼スイッチを再度入れることができます。

とはいえ、ケトジェニック中ですから、「チートデイ」だからといって好き勝手に食べていいわけではありません。

「チートデイ」を取り入れるときは、**玄米やハチミツなど、自然食品から良質な糖質を摂取する**ように心がけましょう。

7 残念！「チートデイ」ありきのダイエットは成功しない

ダイエットの相談を受けていると「チートデイありき」でダイエットを考える人によく出会います。

もちろん前項でご紹介したように、「チートデイ」を設けることは、悪いわけではありません。

しかし、微妙なニュアンスになってしまうのですが「『チートデイ』を取り入れる前提でダイエットをする」場合、ゆるめの食事制限になり、結局やせることができない人があとを絶ちません。

誤解を恐れずにいえば、ダイエットはそれほど甘いものではなく、がんばった人だけが「やせる」という結果を得ることができるのです。

繰り返しになりますが、「チートデイ」は、食事制限をしっかりしている中で取り入れることで効果を発揮するものです。

しっかり制限を続けて、**体重が2週間停滞したタイミングで「チートデイ」を取り入れることをおすすめします。**

7 ダイエットを生活に定着させるなら、ゆるめのルール設定に

口酸っぱくお伝えしますが、「ダイエットは一生続けるものだから、いったんやせたら元の食生活に戻して好きなものを……」という考え方では、100％リバウンドしてしまいます。

いくらダイエットで体重を落とせても、太っていた頃の食生活に戻したら、それは太る食生活。

そんな食生活を重ねていては、「また、太る」ということが起きます。

これがリバウンドの正体です。

もし体重が増えて脂肪を蓄えてしまった場合、「根本的に食生活を変える」ことが不可欠。

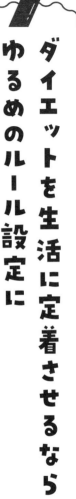

そして、**「根本的に変えた食生活を一生涯続ける」**ということもまた不可欠なのです。

継続性を上げるには、「考えることをいかにシンプルにするか」ということが大事です。

僕が10kgやせてからリバウンドしないのも、根本的に変えた食生活を続けているからなのです。

体重維持のために心がけていることは、**「糖質を過剰に摂らない」「腹八分目にして満腹まで食べない」**。

この2つを徹底しています。

リバウンドしないでやせた体形を維持することは、満腹感を求めていては叶わないでしょう。

アスリートのようなむずかしい食事制限をするのではなく、「腹八分目」くらいのゆるいルールでダイエットをすると、意外にうまくいったりします。

7 ダイエットには「減量期」と「維持期」がある

ダイエットは一生続ける意識がないとまずリバウンドするというのは先述の通りですが、分解して考えると、ダイエットには、

「減量期」

と

「維持期」

があります。

減量期は「体重を落とす努力をする時期」で、

維持期は「太らないように気をつける時期」です。

体脂肪は増やさないように維持する努力より、減らす努力のほうが制限が必要だったり労力がかかったりします。

だから「いま自分は脂肪を減らしている！」と目的意識を明確にする期間はがんばって、維持する時期は少し気をつける、というようにメリハリをつければリバウンドすることはありません。

現に僕は10kgの減量に成功してから1～3kg増減するものの、適宜調整をしてリバウンドせずに済んでいます。

ダイエット失敗あるある①徹底した糖質制限をしていない

糖質制限が幅広く認知され、糖質制限をダイエットとして実践する人が増えています。

それと同時に、我流で糖質制限しているものの、体重が思った通りに減らないという人も多くいます。

この場合、中途半端な糖質制限のため、糖質が体内に残り、「脂肪燃焼スイッチが入っていない」ことが考えられます。

「糖質制限をしているつもりだけど、なかなか体重が減らない」という人は、食事の糖質量を確認してみましょう。

ダイエット失敗あるある②糖質だけでなく脂質まで抜いてしまう

糖質制限は、糖質を減らす代わりに脂質や脂肪をエネルギーにすることを狙ったダイエット法なのですが、よくある間違いとして糖質と同時に脂質も制限してしまうことが挙げられます。

糖質と脂質を両方減らしてしまうと、体内からエネルギーが生まれなくなってしまいます。

エネルギーとは、歩く・走るなど運動のエネルギーだけでなく、内臓を働かせたり、さまざまな代謝のために必要なものです。そのため、エネルギー不足になると体調不良になって、気分が悪くなったり、肌が荒れてしまったりする場合があります。

ケトジェニック中の注意点としては、糖質を減らすと同時に脂質を減らすことは絶対にやめましょう。

むしろ良質な油から脂質を摂取することで、脂肪燃焼を促進し、体重を減らすことができるのです。

ダイエット失敗あるある③激しい運動をして逆に食べすぎてしまう

「減量するなら運動しなきゃダメですよね？」

相談者さまから受けることが多い質問なのですが、毎回「運動は必須ではありません」と答えています。

体脂肪を減らすのであれば優先順位は間違いなく、食事↓運動の順番です。

もちろん運動を習慣化できることは素晴らしいことですが、運動ナシでも減量はできます。

これは僕の失敗談でもあるのですが、運動したことで安心感が生まれて、逆に食べてしまったという経験はありませんか？（笑）

僕の例でいえば、キックボクシングを1年間続けたのに4kg太りました。

理由は、たくさんの汗を流し、達成感から運動後の食事が増えてしまったからです（笑）。

「運動しないとやせない」「運動してるけどやせない」と考えている人は、「食事改善でやせる」ことを強く意識してみてください。

第4章

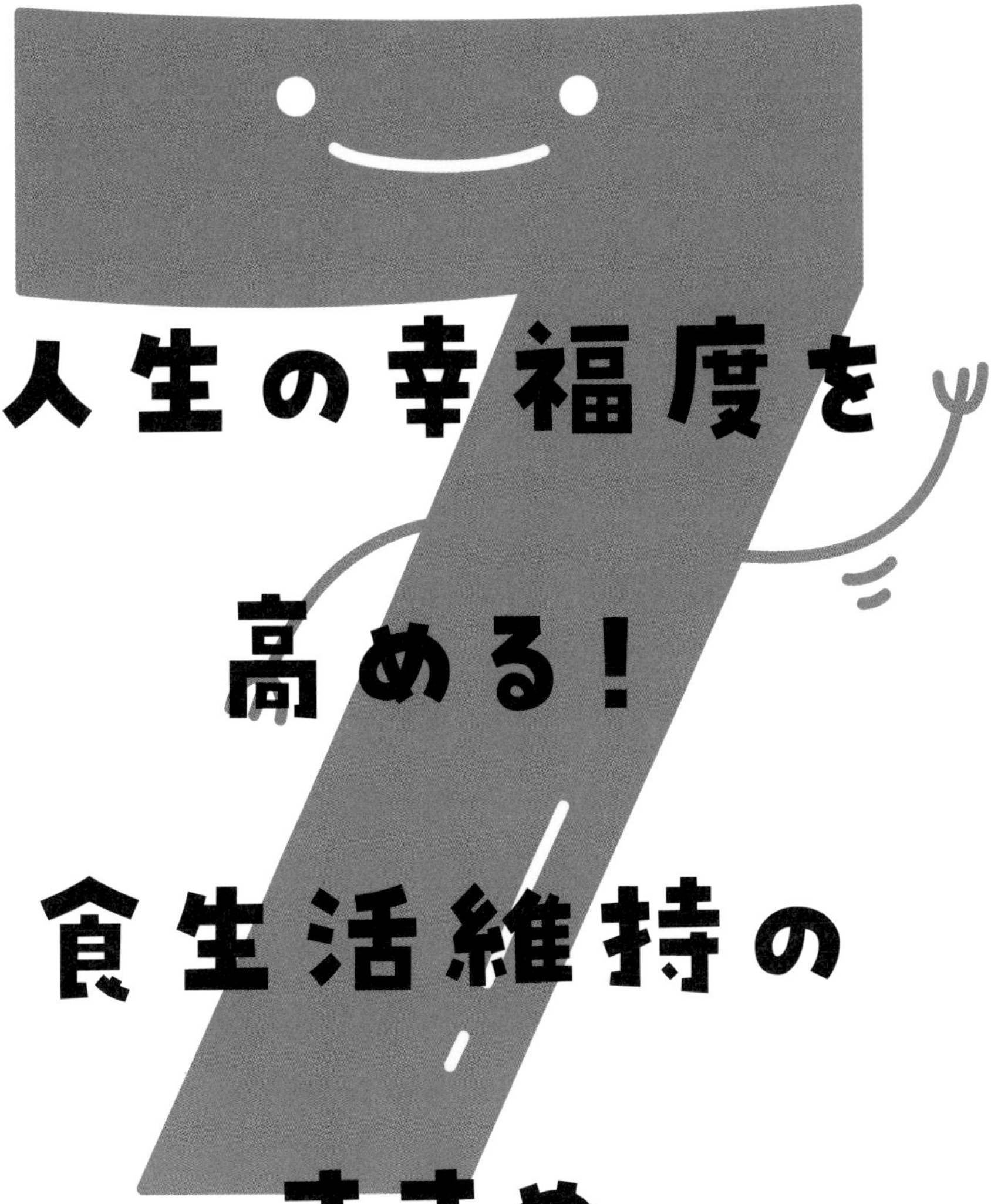

人生の幸福度を高める！食生活維持のすすめ

7 ダイエットで自分に合った習慣を見つけよう

「がんばってやせたのに、リバウンドしちゃった……」

これはダイエットにチャレンジした多くの人にとって、経験のあることではないでしょうか。

リバウンドが起きてしまうのは、「ダイエットは短期的にやるもので、やせたら終了できる」という間違った考えが根づいているからです。

そもそもダイエットが必要になるほど体脂肪が蓄積してしまった理由は、摂取エネルギーが消費エネルギーを上回ったことが原因。

現状の食生活や運動習慣では、摂取しているエネルギーを消費できなくなっているのです。

ダイエットでリバウンドしないためには、短期的に極端な方法で脂肪を落として終わり、と考えるのではなく、体脂肪を目標まで落としたあとも「体重を維持する習慣を定着させる」ことが必要になってきます。

それは「メリハリをつけた食生活の習慣づけ」だったり、「運動習慣を定着させる」だったり、人によってさまざまです。

自分の体質に合った「**習慣を見つける**」ことが、リバウンドをしないために何より大切なのです。

7 「何か食べたい……」食欲の乱れにも7日間ケトジェニック

すでにご紹介したように、リバウンドの原因は「目標を達成して元の食生活に戻したこと」になりますが、自分で太らないように意識したとしても、無意識に食べすぎてリバウンドしてしまうことがあります。

食生活に気をつかっていたけれど、なんとなく食べていたら、なし崩し的に好き放題食べるようになってしまった。

そんな経験に心当たりはないでしょうか？

食べるのが止まらないのは、無意識のうちに「食欲」が徐々に大きくなってしまっているからです。

少しの綻びから、食欲の穴はどんどん広がっていきます。

ダイエットに成功した直後は、そこまで食欲は強くないはずです。

しかし、食事制限をゆるめることで、食欲が段階的に強くなり、結果的に元の食生活に戻ることが多々あるのです。


このように、ダイエットに成功したあとに注意すべきなのが、「食欲」です。

例えば、糖質を摂ったときよりも、食事の量を多めに摂ったときに、「お腹が空きやすい」「口寂しさがある」などのシグナルが起きています。


リバウンドを防ぐためには、このシグナルが小さいうちに食欲をリセットすること。

「何か食べたい欲求が強い」という自覚が出た時点で食欲は乱れています。


食欲が乱れ始めたら、初期段階で食欲を抑えることが必要です。

ケトジェニックは、食欲を抑えたいときにも使えます。

食欲の乱れを感じたら、７日間のケトジェニックを取り入れて、食欲を抑えるようにしましょう。

7 自分に合ったメリハリのある食生活で二度と太らない！

人間の三大欲求のひとつにも数えられる食欲＝食事は、人生の幸福度にもかかわります。

そのため、食事の制限がキツすぎると、ツラい人生になってしまいますから、ある程度のゆるさは必要です。

楽しくないと何事も続きませんから。

メリハリをつけて食事の幸福度も充実させつつ、ダイエットの継続性を高めていけたらベストですよね。

リバウンドしづらい人の印象として、「自分なりのメリハリを持っている人」が挙げられます。

「食べすぎた」と自覚したら、断食やケトジェニックを用いて自分で節制をして、**太りはじめる前に暴食を止められている印象です。**

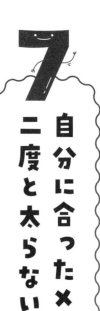

食べすぎたら食べる量を減らして、全体の摂取糖質量やカロリーを制限することで、食欲の暴走や脂肪の蓄積を防ぐことができるのです。

いうまでもないかもしれませんが、最もダメなのは「ダラダラ何も意識せずに食べ続ける」こと。

おいしい食べ物のレパートリーが多いうえに、いともカンタンに手に入る時代ですから、気を抜くと直ぐに太ってしまいます。

だからこそ、食べるときは食べて、太りそうになったら節制する、メリハリをつけることで幸せな人生を送りましょう！

7 24時間で乱れた食欲をリセットさせよう

ケトジェニック中だけでなく、維持期においても、「食欲がリセットされる」「脂肪燃焼スイッチがオンになる」など、1日断食はポジティブな影響があるので、ぜひ実践していくようにしましょう。

前項でお伝えした「メリハリをつける」という意味でも、断食はとても効果的です。食べすぎたとしても、断食などをして摂取カロリーを減らしたり、体を飢餓状態にすることで、脂肪燃焼のスイッチをオンできます。

断食といってもむずかしく考える必要はありません。
一定の期間だけ間欠的に断食を繰り返すことでもOKです。
24時間の断食を取り入れるだけでも、「脂肪燃焼スイッチオン」「食欲のスイッチオフ」は可能です。

ＮＧは、長い期間断食をすることで、過度なストレスを感じてしまうこと。

結局、ストレスの反動で食べすぎてしまうので、断食は気軽に取り入れましょう。

「最近食べすぎてるかも……」

と感じている場合は、食欲のリセットにもつながりますよ。

7 血糖値を上昇させにくいラーメンの食べ方

僕は麺類、特にラーメン大好き男で、太っていた頃は、週に2回はラーメンを食べていました。

太った原因のひとつに、ラーメンの食べすぎがあったことは間違いないでしょう。

「ダイエットをしているいまは、ラーメンを食べていないの？」

そう聞かれることも多いのですが、「週1は食べてます」と答えています。

ラーメンは食べていますが、「食べ方」については変えました。

微々たる差ではありますが、この「食べ方」を実践しているおかげで、ラーメンをおいしく食べつつ、体重を維持することができているので、みなさんにもご紹介したいと思います。

必ず野菜をトッピングする

「ベジファースト」って聞いたことはありますか？

炭水化物などの主食を食べるより前（ファースト）に、野菜（ベジタブル）を食べることで、血糖値の上昇が穏やかになります。

反対に血糖値が急上昇すると、血糖値を下げるホルモンであるインスリンが大量に分泌され、ブドウ糖が脂肪に変わりやすくなってしまいます。

また、インスリンが分泌されることでケトン体の生成が阻害されることもわかっています。

できる限り血糖値のコントロールは意識しましょう。

こういった積み重ねもダイエットでは必要なことです。

野菜などの具材↓麺の順番で食べるようにしましょう。

麺の量を半分にする

血糖値の観点では、麺の量が増えるほど、血糖値の増え幅も大きくなります。糖質量が増えるほど、血糖値の上がり幅も高くなります。

そのため、麺の量は最初から減らしてオーダーしましょう。

僕の経験ですが、「麺を減らしてください」と伝えてもまったく減っていないケースもあるので、「半分にしてください」と伝えるのがおすすめです。

「維持期」に入ったら運動を取り入れて健康的に！

脂肪を減らすことにおいて、運動は効率が高くありません。

しかし、運動は健康面においては間違いなく有益です。

消費エネルギーを増やすだけでなく、疾患リスクを下げたり、メンタル面で好影響を与えるので、ぜひとも習慣として取り入れるべきです。

そして、運動は体重を維持することにも役立ちます。

運動の種類はなんでもOK。

筋トレ・ウォーキング・ヨガなどの軽めな運動から、キックボクシングなどの激しめの運動まで、自分の好みに合わせて実践していきましょう。

海外ではNEAT（Non-Exercise Activity Thermogenesis＝非運動性熱産生）が注目されています。

スポーツほどの運動ではないものの、体を動かすことで糖尿病の予防になったり、肥満の抑止になったりするという研究もあります。掃除・洗濯など、家の中でも積極的に体を動かすことが、ダイエットにつながるという考え方です。

「ガッツリ運動するのはしんどいなぁ」と思う人は、カンタンに体を動かすだけでもダイエットに効果はあります。

少しでいいので、体を動かすことを意識してみましょう。

7 ケトジェニックをサポートするサプリメントたち

ケトジェニックは食生活の改善のみでも実践できるダイエット方法ですが、**サプリメントを活用することで、さらにスムーズに進めることができます。**

ここでは、5種類のサプリメントをご紹介していきます。

ビタミンB群

ビタミンB群は三大栄養素の代謝のためには不可欠な栄養素ですが、ケトジェニックを成功に導くためには、普段の食生活では不足するケースが見受けられます。

ケトジェニックダイエットにおいては非常に重要な栄養素ですから、マルチビタミンサプリではなく「ビタミンB群サプリ」を重点的に摂取することをおすすめしています。

マグネシウム

便秘のときに処方される印象が強いマグネシウムですが、体の３００種類以上の代謝活動に関連する栄養素です。

不足していると代謝活動に悪影響があるため、サプリメントなどで摂取しましょう。

Lカルニチン

体脂肪をエネルギー化させるには、分解された脂肪酸をミトコンドリアまで運ぶ必要があります。

カルニチンは脂肪酸をミトコンドリアまで運ぶ役割を担っており、不足するとミトコンドリアに脂肪酸が届かず、脂肪が燃焼されません。

ミトコンドリアは元々体にある栄養素ですが、加齢により減少していきます。

牛肉や獣肉に多く含まれますが、摂取効率はサプリメントのほうが高いのです。

ＢＨＢ

ケトジェニックを実践することで分泌されるケトン体は、アセトン、アセト酢酸、βヒドロキシ酪酸の３つの物質のことを指します。ＢＨＢとはβヒドロキシ酪酸のこと。直接ケトン体を摂取することで、ケトン体生成を促進するといわれています。

イヌリン

ケトジェニック中は主食の摂取量が減るため、食物繊維が不足しがちです。きのこ類から食物繊維を摂ることはできますが、サプリメントで効率よく摂取したい場合は、イヌリンをおすすめします。

イヌリンはごぼうや菊芋などに多く含まれている食物繊維のことで、水溶性食物繊維と呼ばれ、摂取すると腸内でゲル状になり、糖質などの吸収を穏やかにする働きがあります。また、腸内細菌の餌になることでダイエットをサポートします。

付録

ミウラ式ダイエット食べていいものリスト

切り取って、よく見えるところに貼っておきましょう！

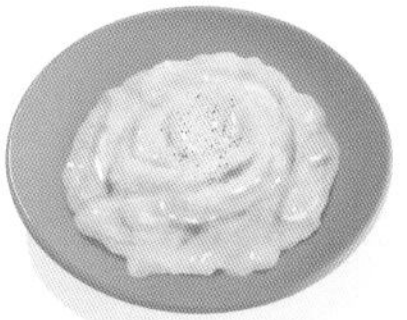

スクランブルエッグ

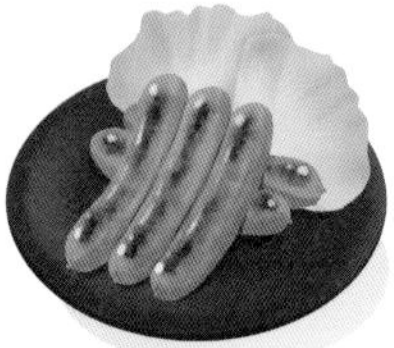

ソーセージ

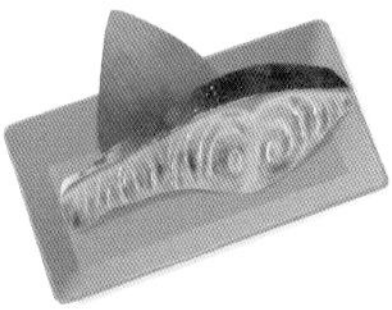

鮭の塩焼き

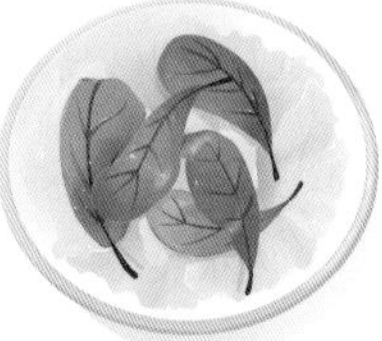

葉野菜のサラダ

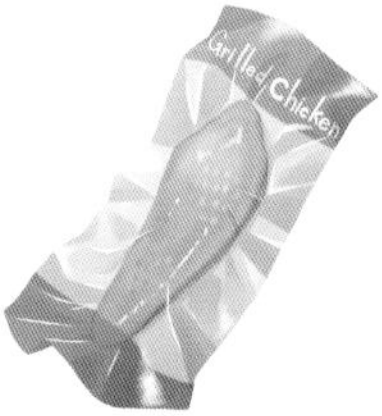

グリルチキン

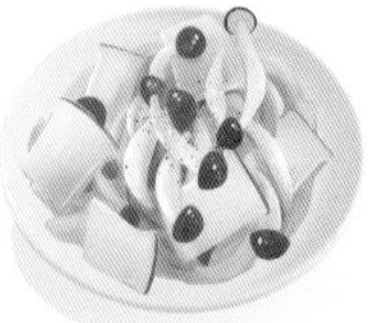

きのこのバターソテー

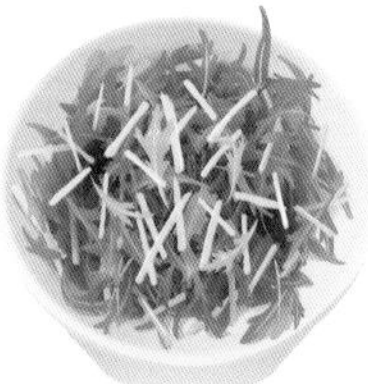

水菜のサラダ

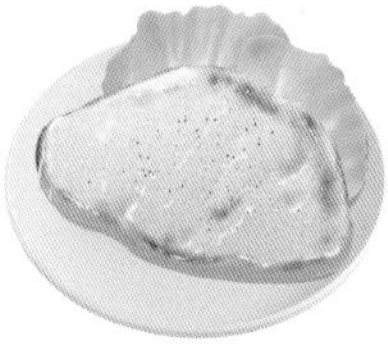

豚肉ロースの塩焼き

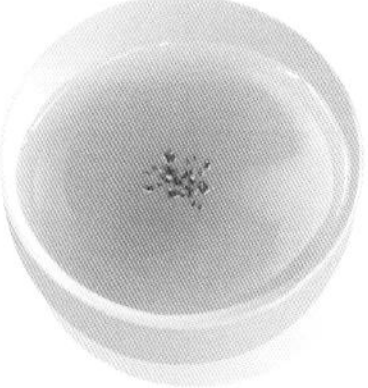

コンソメスープ

わかめスープ

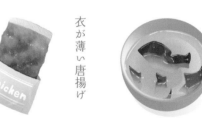

衣が薄い唐揚げ

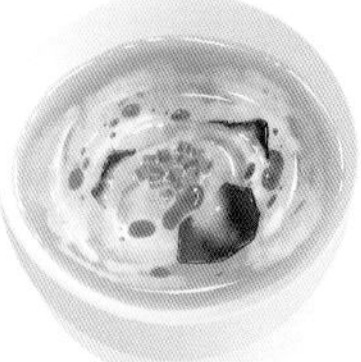

きくらげのスープ

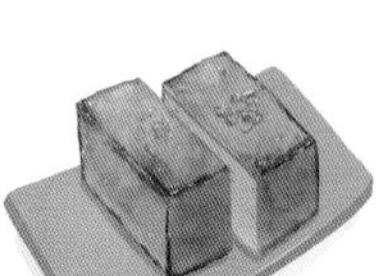

焼き厚揚げ

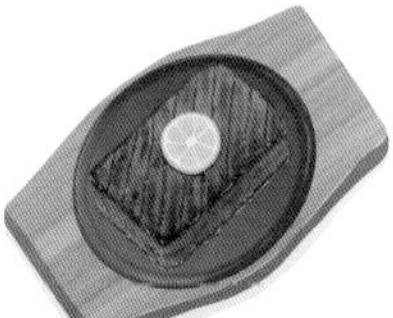

ステーキ

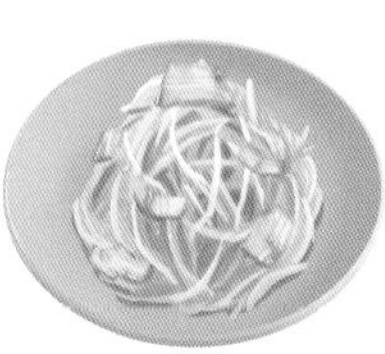

豚肉のもやし炒め

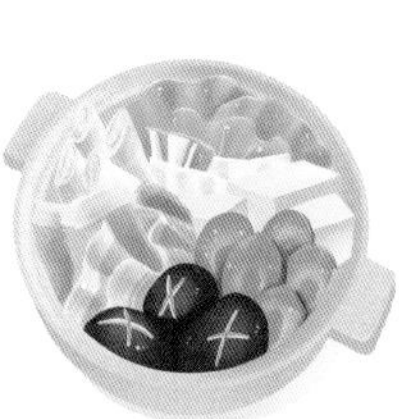

白だしの鍋

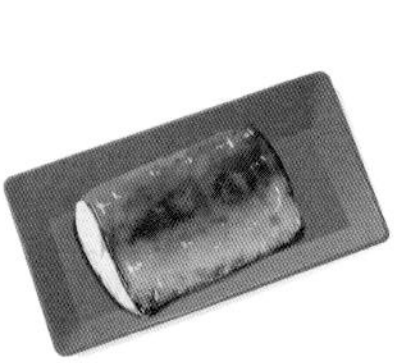

鯖の塩焼き

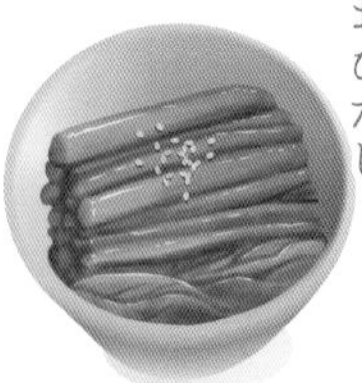

ほうれん草のおひたし

シーザーサラダドレッシング

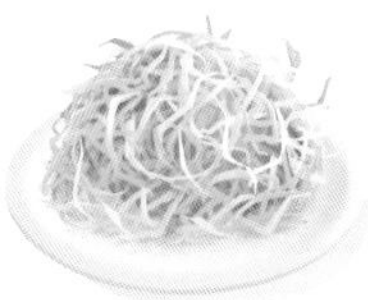
千切りキャベツ

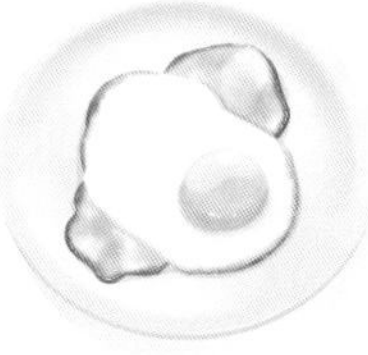
ハムエッグ

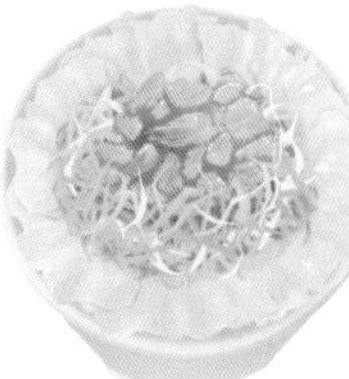
ツナサラダ

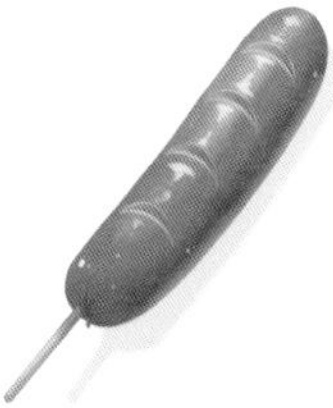
フランクフルト

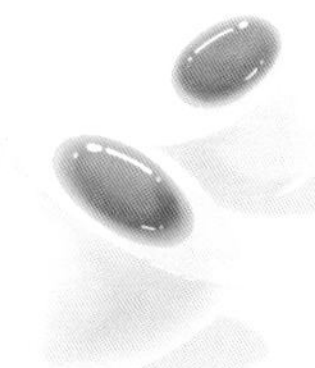
ゆで卵

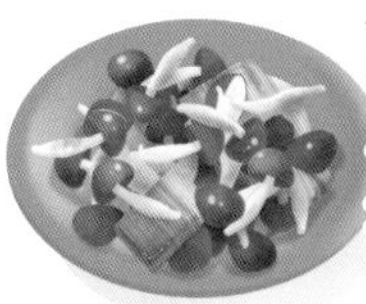
しめじとベーコンのバターソテー

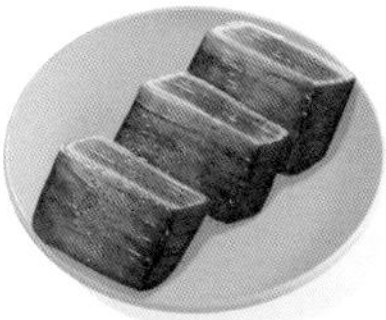
肉の塩焼き

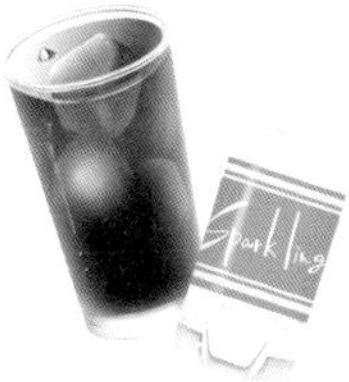

アイスコーヒーor炭酸水

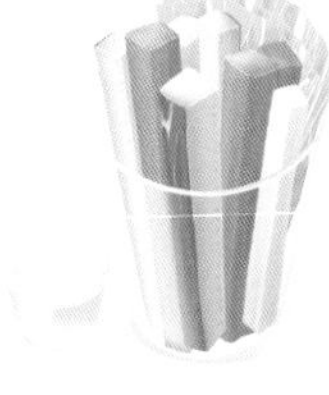
野菜スティック

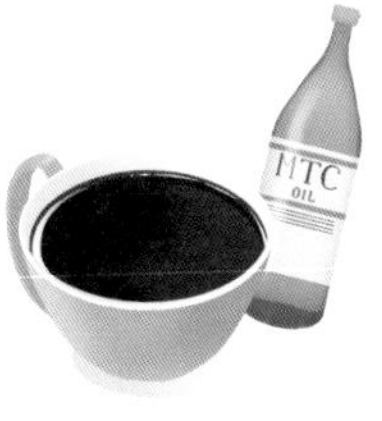

MCTオイルコーヒー

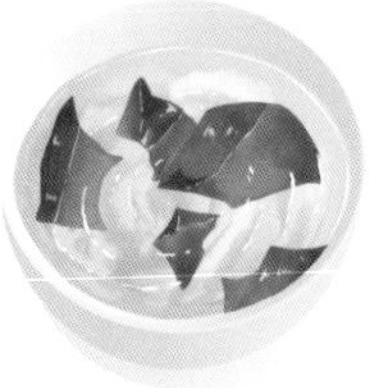
わかめ入り卵スープ

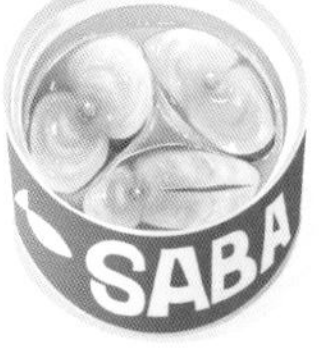

鯖缶(水煮)

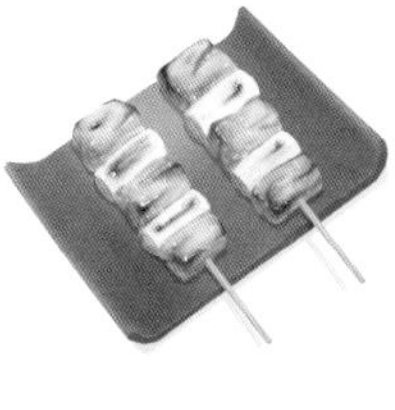
塩の焼き鳥

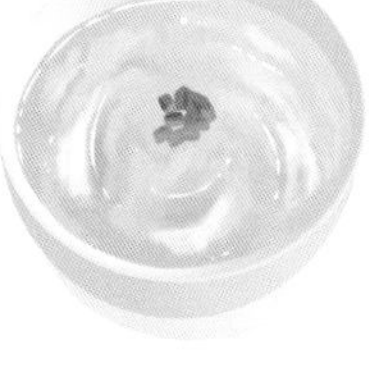
卵スープ

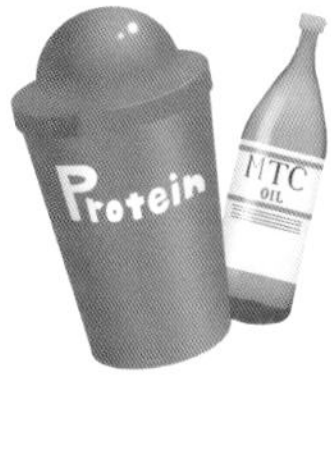

MCTオイル入りプロテイン

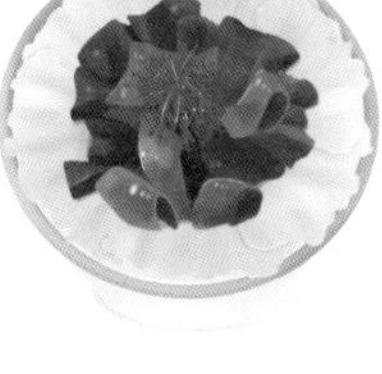
海藻サラダ

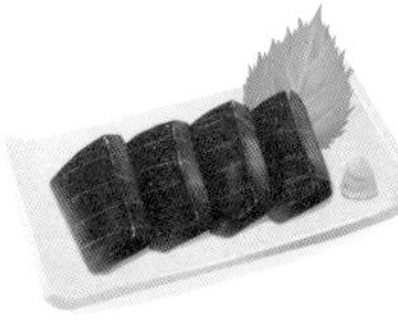
マグロの刺身

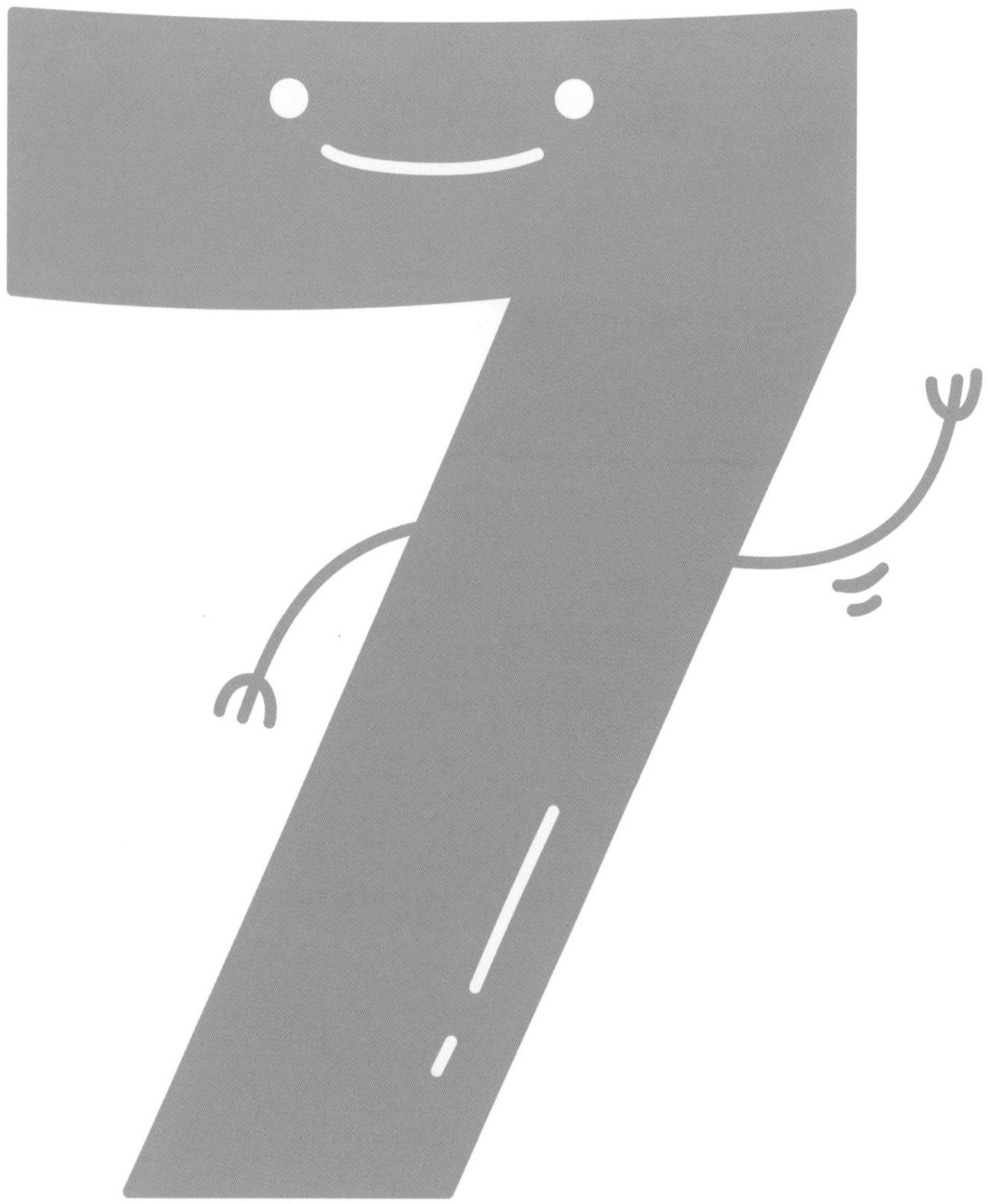
7

おわりに

最後まで読んでいただき、ありがとうございました。

大げさではなく、僕はケトジェニックに出会い、人生が変わりました。

やせたこと以外にも、仕事のパフォーマンスが上がったり、健康的な毎日をすごせるようになったり、といいことばかり起こっています。

ダイエットというと、短期的なことで、やせたら終わりと思っていました。

しかし、「食生活を改善することで、こんなにも生活の質を高めることができるんだ」と感動しました。

その経験を皆様にシェアしたいと考え、現在は「社会の脂肪を減らす」をコンセプトに活動しており、現代人の食習慣を少しでも改善できるようにがんばっていきたいと考えています。

それが日本のため、人のためになる――。

やった人は絶対に人生変わるので――。

もちろん、やせるための方法として、ケトジェニックが絶対の正解ではないと思っています。

カロリー制限で減量ができている人も、もちろんいます。

しかし、残念ながらやせるには、食生活の改善が絶対に必要です。

食生活を変えるとするなら、僕はケトジェニックをおすすめします。

「主食をやめるなんて無理!」と思われる方でも、案外、成功する人が多いのがケトジェニックの特徴。

ぜひ一度、7日間だけチャレンジしていただきたいです。

それで自分に合わなければやめたらいいですし、続けられそうであれば、がんばり続けるというスタンスでOK。

肩肘張って意気込まず、気楽に考えてみてください。

この1冊にできる限りの情報を詰め込ませていただきました。

実践していただく中で、細かな点で不明なことがあると思います。

そんなときは、僕のInstagram（上のＱＲコードからアクセスできます）へＤＭを送ってください。

必ずお返事しますので、お気軽にご連絡ください。


ダイエットは一生続けるものなので、僕は「食生活を変えましょう」と一生、言い続けます。

この書籍を読んでくださった皆様とも一生涯、お付き合いしたいです。

どうかこの書籍とＳＮＳを活用して、末永くお付き合いください。

「短期的なダイエット」ではなく、「一生涯続けるダイエット」という考えで続けていきましょう。


あなたを、一生応援します。

最後に、いつも支えてくださるミウラタクヤ商店のお客様、本当にありがとうございます。本書の執筆中に僕を励ましてくれたお客様に感謝です。

２０２３年６月

三浦 卓也

三浦卓也（みうらたくや）

１９８４年生まれ。会社員時代に太ってしまったことから、ケトジェニックダイエットに独自開発の方法を加えた「ミウラ式ダイエット術」で、自らダイエットを実践。会社員を辞めてEC「ミウラタクヤ商店」を起業。健康食品を扱い、LINEをはじめとしたSNSを駆使して、ユーザーひとりひとりのダイエット相談に応え、多くの人のダイエットを成功に導いた。「ミウラタクヤ商店」では、商品発送からSNSの回答まですべてをひとりで行っている。モットーは「食事を通して社会の脂肪を減らすこと」。著書に『ひとりEC　個人でも売上を大きく伸ばせるネットショップ運営術』（インプレス）がある。

ミウラタクヤ商店　https://miuratakuya.store/

Special Thanks to:

企画・編集協力
株式会社マーベリック 大川 朋子
株式会社マーベリック 奥山 典幸
上紙 夏花
嶋屋 佐知子

イラストレーション
いとう たくや
食品イラスト＝わたせあつみ
株式会社ラポール イラストエージェント事業部
キャラクターイラスト＝Shutterstock
P51イラスト＝ウィンナーゆでこ（イラストAC）

校正
株式会社ぷれす

コンビニ飯《めし》で勝手《かって》にやせる 7日間《なのかかん》食《た》べるだけダイエット

二〇二三年（令和五年）九月三日　初版第一刷発行

著　者　三浦 卓也
発行者　石井 悟
発行所　株式会社自由国民社
東京都豊島区高田三−一〇−一一　〒一七一−〇〇三三
電話〇三−六二三三−〇七八一（代表）
造　本　JK
印刷所　大日本印刷株式会社
製本所　新風製本株式会社